点穴疗法图解系列

宝贝健康点出来

主编　王民集

河南科学技术出版社

·郑州·

图书在版编目（CIP）数据

宝贝健康点出来/王民集主编 . —郑州:河南科学技术出版社,2014.9
ISBN 978 - 7 - 5349 - 6797 - 9

Ⅰ. 宝… Ⅱ. 王… Ⅲ. 小儿疾病－穴位按压疗法 Ⅳ. ①R244.1

中国版本图书馆 CIP 数据核字(2013)第 282642 号

出版发行：河南科学技术出版社

地址：郑州市经五路 66 号　　邮编：450002

电话：（0371）65737028　65788613

网址：www. hnstp. cn

策划编辑：吴　沛

责任编辑：吴　沛

责任校对：崔春娟

封面设计：苏　真

版式设计：赵玉霞

责任印制：朱　飞

印　　刷：郑州文华印务有限公司

经　　销：全国新华书店

幅面尺寸：170 mm×240 mm　　印张：13.25　　字数：135 千字

版　　次：2014 年 9 月第 1 版　　2014 年 9 月第 1 次印刷

定　　价：29.80 元

如发现印、装质量问题，影响阅读，请与出版社联系。

《宝贝健康点出来》
编写人员名单

主　编　王民集

副主编　王光安　张帅州　王　飞　杨培娜

编　者　（按姓氏笔画排序）

王　飞　王民集　王光安　刘　畅

刘宜军　张　磊　张帅州　杨培娜

前　言

　　本书所讲的点穴，即使用手法作用于人体相应穴位，从而达到治疗疾病、预防疾病和强身健体的目的。在诸多医师孜孜不倦的探索下，我国在明清时期形成了一套完整的小儿按摩点穴体系。经过长时间的完善，它的适应范围逐渐由6岁以上的儿童扩大到年龄更小的幼儿，甚至连出生几个月的婴儿也成为按摩点穴疗法的受益者。专门研究机构经过严格的调查得出结论：经常接受按摩点穴的宝宝，身体、心理发育均优于其他同龄孩子，如心肺功能、消化功能、肌肉功能、神经功能等都得到良好的提高，免疫力更是得到显著的提高，对一些常见的问题还能起到防患于未然的作用，充分体现了按摩点穴术的保健功效。

　　按摩点穴疗法具有如此神奇功效并非夸夸其谈，不仅在中国，而且在印度、尼日利亚、毛里求斯、新西兰等国家，给婴幼儿按摩点穴都是一种较普遍的护理方法。例如，在印度的加尔各答，宝宝夭折的概率非常小，大部分都能苗壮成长。为了解开这个谜，西方的婴儿专家专门前往当地进行调查发现，从宝宝尚在襁褓中起，加尔各答的妈妈们就要用温水和肥皂对其进行按摩，在睡觉前和洗澡前也要用婴儿油进行按摩，这种传统至今已经流传了十几代。专家

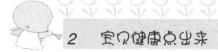

认为，当地的宝宝之所以能够茁壮成长且很少患病，与按摩是分不开的。按摩起到两个作用，第一是放松，第二是刺激。放松可以让宝宝的身体与神经处于舒缓的状态，使其睡得更加香甜；刺激可以通过对呼吸系统、血液系统、消化系统的有效刺激，增强宝宝的代谢功能，帮助宝宝排出身体中的代谢物和多余的物质，促进血液循环，起到保健与治病的双重作用；特别是早产儿或者体质比较孱弱的宝宝，经过按摩后，不仅身体健康状况得到良好改善，在平衡、方向、运动神经及调节行为方面表现得也非常出色。

由此可见，对宝宝进行科学的按摩点穴的确能够起到神奇的保健作用。然而，按摩术虽在我国历史悠久，却并非一开始就被广大父母们所认知，为了使点穴疗法能够更加广泛地被人所熟识和掌握，也为了这一疗法进一步发挥作用，编者将各种点穴疗法加以归纳整理，编成了本书。

本书强调实用性，突出中医特色。编者根据自己多年的临床推拿实践经验，向广大读者系统而全面地介绍了一系列实用的、行之有效且针对性较强的小儿保健按摩点穴方法与小儿常见疾病的点穴按摩治疗方法，内容涵盖各种小儿推拿按摩手法和技巧。全书文字简洁，内容科学、实用、系统，所有穴位与推拿按摩手法均用线条图文表示，图解清晰，形象直观，易懂易学，适合广大小儿家长和各级临床推拿医师及爱好者参考。

本书共分两大部分。上篇是小儿推拿常用的穴位及操作方法，此部分以图文并茂的形式介绍了小儿身体各部位常用的穴位及其操作方法和主治；下篇列举了 43 种小儿常见疾病的经络点穴治疗方法，根据不同的疾病使用不同的方法，以达到治疗目的，让小儿轻松远离疾病，为将来拥有一个强健的身体打下坚实的基础！

王民集

2011 年 6 月

目　录

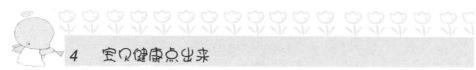

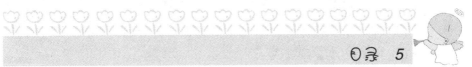

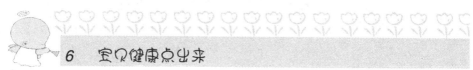

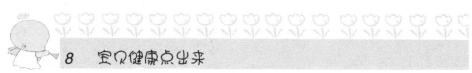

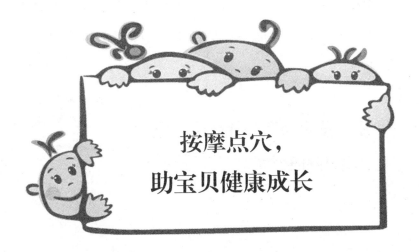

按摩点穴，
助宝贝健康成长

随着"哇哇……"产房里面那一声嘹亮的啼哭声，一个新生命的诞生了，作为父母都是满心欢喜，沉浸在新的生命诞生的幸福中的同时，又会有下一个更加急切的疑问：怎样能让孩子健康地成长？

在孩子成长的过程中，生病是在所难免的，有些父母为了让孩子吃上一口饭，使尽了各种方法，孩子还是不想吃饭；有些父母面对经常生病的孩子愁眉不展，心里也许有这样的困惑：为什么我的孩子比别人的孩子容易生病呢？有的父母经常带生病孩子去医院输液，累得筋疲力尽……我们除了可以求助于医生，还能做些什么能帮助孩子度过生病期，尽快康复呢？我们在日常生活中能做些什么可以让孩子远离疾病的侵扰，健康成长呢？

其实在我们的中医中，早已有了关于小儿保健的很多方法，其中按摩点穴就是一个简便易行，同时又效果显著的方法。

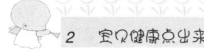
我们将在中医学理论的指导下，运用经络学说并结合小儿的特定穴位，简明扼要地教给广大的父母如何在日常生活中运用自己的双手去帮助孩子提高抗病能力，抵御疾病的发生，让孩子更好、更健康快乐地成长。

一、小儿按摩点穴为什么这么值得大家的推崇？

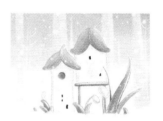

1. 简便易行

我们只需要运用双手，或借助于简单的推拿器械，进行操作，就可以在我们看护小宝宝、和小宝宝一起玩耍的时候完成。

2. 适应证广泛

对于小儿的消化不良、腹泻、便秘、咳嗽、发热、发育不良等多种疾病都有很好的效果。既可以无病预防，提高孩子的抵抗能力，让孩子少生病甚至不生病；也可以在有病时作为家庭治疗的首选方法。

3. 简单易学

本书所用手法简便易学，穴位易记易懂，是一种听得懂、学得会、用得上的实用疗法，广大父母只要经过一段时间的学习和实践，均能很快掌握并运用自如。

4. 经济安全

本法没有服药、打针之苦，不扰乱人体的内在环境，是一种较为理想的经济安全、祛病强身的自然疗法。只要手法应用恰当，操作仔细认真、熟练，一般不会出现不良反应及副作用，孩子感觉比较舒适、便于接受，对家长来说也是有效、经济、安全的办法。

二、为宝宝按摩我们应该注意哪些问题？

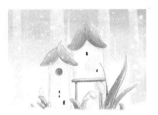

1. 掌握好适应证

运用我们的双手可以帮助宝宝解决很多问题，但是要想让我们的手法发挥最好的效果，首先要求我们把握好在什么样的情况下适合使用；其次应明确宝宝到底有什么问题，使用正确的方法，一定要先找医生明确病情，然后再根据需要采用正确的方法治疗；最后，如果有情况不清楚或者采用书中所说的方法效果不好的时候，一定要寻求专科医师指导。

2. 手法要轻柔

宝宝的皮肤都非常的娇嫩，因此我们在做手法时要取得宝宝的配合，并且注意治疗时宝宝的舒适感，所以一般强调手法要"轻快柔和、平稳着实"，不能太重，但是也不能浮在皮表上。

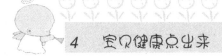

3. 使用介质

介质就是在点穴推拿时使用的一些润滑剂，以保护宝宝的皮肤不会被损伤。在日常生活中最常用的介质是医用滑石粉，也可以使用常见的宝宝爽身粉或是痱子粉。除了滑石粉以外，还可以根据病情的需要使用清水、葱姜汁、麻油或是专业的按摩乳、冬青油。

4. 操作的时间宜长

为宝宝做按摩时一定要有耐心，在每个穴位上操作的时间要稍长，达到要求的时间或次数，如果想改善宝宝的体质，只有坚持做一段时间，才能取得较好的效果。

5. 注意卫生

操作之前一般要先洗手，防止细菌的传播，尤其注意指甲不要太长，以免伤害宝宝。

6. 注意保暖

操作时室内要保持一定的温度，不宜过冷或过热，尤其是在宝宝腹部和背部操作时，要谨防宝宝受寒。在寒冷季节，应保持操作者的双手温暖。

7. 其他

在宝宝饥饿、饱胀时，不宜进行推拿。

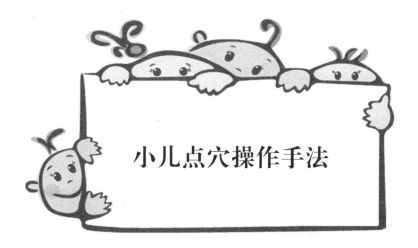

小儿点穴操作手法

　　小儿点穴手法种类较多，有时用一法或数法配合使用。它与成人点穴手法差别较大，如推法、揉法次数要多，摩法时间长，掐法则重、快、少，掐后常用揉法，按法和揉法配合使用。手法常与具体穴位结合一起，掐、拿、捏等较强刺激手法，一般应放在最后操作，常使用介质如滑石粉、蛋清、葱姜水等。目前常用的小儿点穴手法，概括起来有以下几种。

1. 点法

　　点法又称点穴法。即用拇指、示指或中指指端按压一定部位（或穴位），并深压、揉动、压放。

　　根据按压时间的不同，又分为间歇点穴法（压放法）与持续点穴法（镇定法）。此法的接触面积小、刺激强度大，故又称为强手法。

　　拇指端点法：手握空拳，拇指伸直并紧靠示指中节，用拇指指

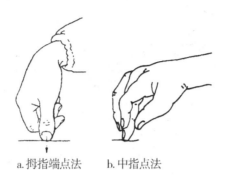

a.拇指端点法　　b.中指点法

图1　点法

端点按治疗部位，逐渐垂直用力下压。拇指罗纹面必须紧贴于示指外侧缘，以免由于用力过度而扭伤拇指指间关节。

中指指端点法：中指垂直，用示指与环指紧抵中指背，拇指抵住中指掌面，逐渐垂直用力下压。

点压方向要垂直于治疗部位，前臂及腕用力点压，用力由轻到重，平衡而持续，力量逐渐增加。此法用力集中，其操作也较按法省力，适用于全身各部位或穴位。此法常与其他手法结合运用，常用的有点按法、点揉法、掐点法、推点法、叩点法、拿点法、滚点法、点振法、阻力点法等，现分别介绍如下。

1）点按法：点法常与按法结合使用，称为点按法。如在腹部点按中脘、气海、关元等穴，多用此法。

2）点揉法：点法和揉法结合运用，称为点揉法，点法操作结束时，常继以揉法，不宜突然松手。这样可以消除点按穴位而产生的局部瘀滞不适感。

3）掐点法：多用拇指指甲垂直用力掐点穴位，不要揉动。多用于治疗急性病症、痛症等。常用穴位有人中、十宣、十二井穴（商阳、少商、中冲、少泽、少冲、至阴、厉兑等）、合谷、曲池、会阴等。

4）推点法：推法与点法的结合运用，称为推点法。多用于在某一经路线上，推经穴位处，用力点揉以加强刺激。多以指端推点。如用拇指指端自膻中向下推点至关元，可健脾和胃；自印堂向上推点经过神庭、囟门至百会，可镇静安神等。

5）叩点法：多以自然弯曲的示指或中指指端垂直用力叩点穴位，可激发经气，加强感应，多用于感觉迟钝的患者。如叩击印堂以安神镇惊，叩击百会以升阳举陷，叩击背俞穴以振奋脏腑之气等。

6）拿点法：在拿捏肢体经络穴位时，稍作停留以加重对穴道的刺激，称为拿点法。拿点法用于肢体四肢部位，以疏通经络之气，促进气血运行。如拿点足阳明胃经以治疗下肢痿痹和胃肠道疾病，拿点足太阴脾经以治疗下腹部病痛等。

7）撩点法：撩点法为撩法的变法。在操作时，以第 5 掌指关节背侧为着力点撩点穴位，以给予治疗部位连续的、稳重适宜的刺激，多适用于肌肉丰厚处的穴位。如背部的背俞穴，肩部的肩井、肩中俞、肩外俞，臀部的环跳、秩边，下肢的承扶、殷门、承筋、承山等。

8）点振法：以指端点按穴位得气后，结合振法以加强对穴位的刺激，即为点振法。如治疗脾胃虚弱，可点振中脘、气海、关元等。

点法适用部位：全身各部位或穴位。

功效：开通闭塞、祛瘀止痛、调整脏腑功能。

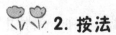 **2. 按法**

按法是最早应用于点穴疗法的手法之一，也是点穴疗法的主要

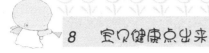

手法之一。即用拇指指端或罗纹面（指腹）在穴位上着力按压。

按法应用时，常与揉法结合为按揉法；与点法结合为点按法等。

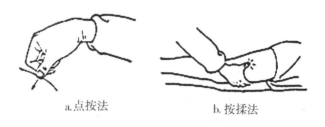

a.点按法　　　　　　　　b.按揉法

图2　按法

适用部位：适用于全身各部位的穴位。

功效：舒筋、通络、止痛、调整脏腑功能。

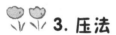 **3. 压法**

小儿点穴的压法多指指压法，即手指着力于施术部位，压而抑之。

压法和按法相似，故有的统称为按压法。但按法偏于动，而压法偏于静，压的力量较按法为重。

具体操作方法就是用手指指腹面在穴位上点压，有时要固定地由轻到重往下压，有时要压而不动，有时又需要上下、左右揉按（即揉压法）。人体上可以使用指压的穴位很多，每个指头都可以做指腹（面）压。最常用的是拇指、示指和中指。例如：治腹痛、呕吐，用示、中两指压下肢足三里一带的穴位，压下后向胫骨一边按。

适用部位：适用于头面、腹部和四肢等部位或穴位。

功效：祛邪解表，温中散寒，舒筋通络，理气活血，消肿止痛。

4. 揉法

揉法是用手指、掌根鱼际等部位对一定部位或穴位施以旋转揉动，称为揉法。

操作手法：操作时以前臂和腕部的自然摆动，来带动首部的回旋转动，手法柔和，频率为每分钟120次以上。

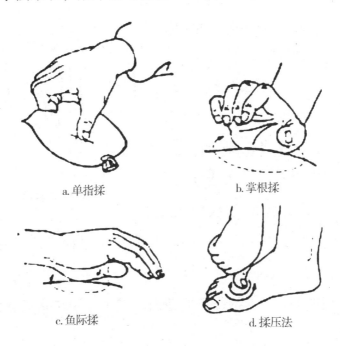

a.单指揉　　　　　　　　　b.掌根揉

c.鱼际揉　　　　　　　　　d.揉压法

图3　揉法

揉法和压法结合使用时，称揉压法。即在应用指压的同时进行旋转揉动。具体方法是以中指或拇指指腹压于选好的部位或穴位上，同时做顺时针或逆时针方向的旋转揉动，边压边揉，反复进行。操作时压力轻柔而均匀，手指不可离开接触的皮肤（穴位），使该处的皮下组织随手指的揉动而滑动。不要在皮肤上摩擦，频率以每分钟200～280次为宜。

适用部位：此法可适用于身体的任何部位。

功效：行气活络，消肿止痛，祛风散寒，消食散积。

5. 推法

操作手法：操作时，手指要紧贴体表在穴位上做推动，力量要均匀渗透，始终如一，以局部产生温热感为度。如此反复操作。

小儿点穴常用的推法有推压法、直推法、旋推法、分推法。

（1）推压法　推法与压法结合使用，称为推压法。

操作时，施术者以拇指桡侧面或示指、中指指面，在选好的治疗部位或穴位上，做直线推压

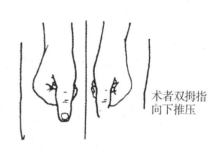

术者双拇指向下推压

图 4　推压法

或分段推压。即指压部位或穴位上，再向前推而压之。在推压时，速度宜缓慢，用力要稳，要均匀。

（2）直推法　以拇指桡侧或指面，或示、中二指面在穴位上做直线推动。

（3）旋推法　以拇指指面在穴位上做顺时针方向的旋转推动。

（4）分推法　用两手拇指桡侧或指面，或示、中二指指面自穴位向两旁分向推动。若从穴位两端向中间推动，称合推法。

适用部位：此法适用于头面、胸腹、腰背、四肢等部位与穴位。

功效：能提高机体的兴奋性，加强血液循环，有舒筋活络，行气活血，散瘀消肿之功效。

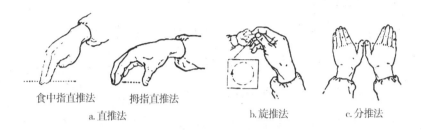

食中指直推法　　　拇指直推法
a.直推法　　　　　　　　b.旋推法　　　　c.分推法

图5　推法示意图

6. 掐法

是用指甲重刺穴位的强刺激手法。操作时要逐渐用力，深透为止，注意不要掐破皮肤，掐后轻揉局部，以缓解不适。因用指多少和操作方法不同，小儿点穴一般常用单指指尖掐法和两指相夹掐法。

（1）指尖掐法：就是用一个手指尖端（一般常用拇指或示指）在穴位上刺掐。每个穴位掐几秒钟到一二分钟。这种方法，全身除不宜点穴的部位外，所有穴位都可使用。每一个手指都可操作，其中以示指和拇指使用较多，要根据操作部位选用手指。例如：治牙痛，取耳垂下一横指处，因该部位肌肉薄，下面有骨头衬垫，

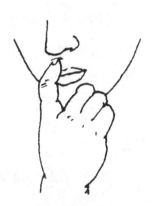

图6　指尖掐法

用拇指尖或示指尖轻掐即可。治鼻炎，取迎香穴，用示指尖轻掐较为方便。急救虚脱、昏迷等症时，用小指尖掐人中穴，指甲靠鼻柱，指面向嘴唇，操作较为灵活。治喉痛、牙痛、呛咳、黏痰不易吐出和哮喘发作等症，用示指尖掐三间穴较为方便，常常效果显著。治眼结膜炎，用示指尖掐鱼腰穴或四白穴、太阳穴，或中指两指尖

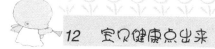

（双手）同时各掐一穴也可。有些疾病的治疗，如需取对称配穴，或上下配穴时，可以根据病症和取穴的需要，用两手操作。

（2）两指相夹掐法：就是用拇指和示指的指面夹住穴位进行掐压。可以一手操作，也可以两手同时操作。它在人体上适用的穴位不如前者多，其特点是两个指头可互相做衬垫，对穴位易于适当用力。此法可夹一个穴位，也可夹同一肢体上相对侧的两个穴位，在能容

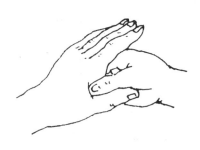

图7　两指相夹掐法

纳并方便两指相夹的部位均可使用，又可同时接触多个穴位（如耳部）。例如：治喉痛、牙痛，如果用一个指头掐或压合谷穴，效果明显不如用两指相夹掐。又如，治疗小儿食欲不振和消化不良，取手心的劳宫穴和足心的涌泉穴，一次点按三五分钟，一天进行二三次，常常有明显效果。

适用部位：此法常用于四肢、头面部穴位。急救时人中穴常用本法。

功效：活血、通络、止痛、开窍提神。

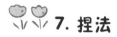 **7. 捏法**

捏法是用拇指与示、中两指或拇指与其余四指相对用力挤压肌肤的方法。

操作手法：操作时，双手用力夹住皮肤捻起，用力提拿，双手交替移动向前，要求均匀而有节律。施术时注意要将皮下组织一起捏起。

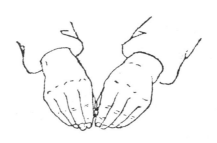

图 8　捏法示意图

适用部位：常用于脊柱，故又称为"捏脊疗法"。可用于治疗多种小儿疾病。

功效：疏通经络，活血化瘀。

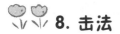 **8. 击法**

又称叩击法。小儿常用手指叩击法。

操作方法：指击法因动作如鸡啄米样，故又称啄法。其手形如梅花，故又称梅花叩。手指叩击法，可分为中指端叩击法，即示指与拇指夹持中指进行叩击；三指叩击法，即拇指、示指、中指三指同时进行叩击；五指叩击法，即五指捏在一起进行叩击。要求在叩击时手腕放松，要有弹性，防止手指僵硬。叩击时做到省力、力量集中、作用面积小或适中、刺激强度大、作用力深等。

适用部位：手指叩击法，适用于身体各部位和穴位，常用于前额、颅顶、肩背部、腰部和上下肢部位或穴位。

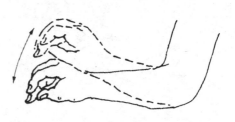

图 9　中指叩

功效：舒筋通络，行气活血，

散瘀消积。

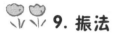 **9. 振法**

又称振颤法。有掌振法和指振法两种。

操作手法：操作时用手指或手掌着力于体表治疗部位上（或穴位上），前臂和手部用力按压，一轻一重，产生振颤动作（手指不可离开体表）。操作时力量集中于手指端和手指上。此法振颤的频率较高，着力稍重，常为单手操作，也可双手同时操作。

适用部位：可用于人体各部位和穴位。

功效：祛瘀消积，和中理气，消食导滞，调和肠胃功能。

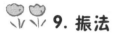 **10. 摩法**

操作手法：用手掌面或示、中、无名指面附着于一定部位或穴位上，以腕关节为中心，连同前臂做节律性的顺时针或逆时针方向环旋移动摩擦。

操作时手法要轻柔，速度均匀协调，压力大小适宜，频率大约每分钟 120～160 次。

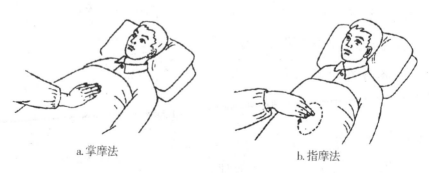

a.掌摩法　　　　　　　　　　b.指摩法

图 10　摩法

适用部位：摩法刺激轻柔缓和，是胸腹、胁肋、腰背常用手法。掌摩适用于胸腹、胁肋、腰背部。指摩适用于头面、腹部。

功效：具有和中理气，消积导滞，活血祛瘀，调节肠胃蠕动等作用。常用于脘腹疼痛、气滞、食积胀满等病症的治疗。

11. 运法

操作手法：以拇指或中指指端在一定穴位上由此往彼做弧形或环形推动。操作时宜轻不宜重，宜缓不宜急，在体表旋绕摩擦推动，不带动深层肌肉组织，频率一般每分钟80～120次为宜。

宜用于弧线状穴位或圆形穴位。

功效：清热除烦，宽胸理气。

主治：发热、胸闷、呕吐等症。

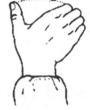

图11　运法示意图

12. 擦法

分为大鱼际擦法、掌根擦法或小鱼际擦法。

操作手法：用手掌的大鱼际、掌根或小鱼际附着在一定部位或沿经络的循行方向，来回进行直线摩擦运动。擦法操作时腕关节伸直，使前臂与手接近相平，手指自然伸开，整个指掌要贴在患者体表的治疗部位，以肩关节为支点，上臂主动，带动手掌做前后或上下往返移动，向掌下的压力不宜太大，但推动的幅度要大。要求用力稳，动作均匀连续；呼吸自然，不可屏气。禁止再使用其他手法，频率每分钟100～120次，速度可稍快。

适用部位：掌擦法多用于胸肋及腹部；小鱼际擦法多用于肩背、

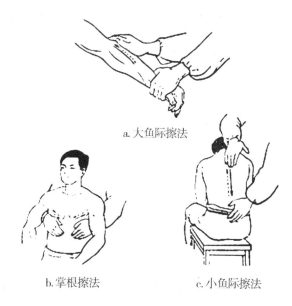

a. 大鱼际擦法

b. 掌根擦法　　　　　　　　c. 小鱼际擦法

图12　擦法示意图

腰臀及下肢部；大鱼际擦法在胸腹、腰背、四肢等部均可运用。

功效：温经通络，行气活血，消肿止痛，健脾和胃。常用于治疗内脏虚损及气血功能失常的病症。尤以活血祛瘀的作用为更强。

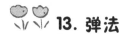 **13. 弹法**

操作手法：用一手指的指腹紧压住另一手的指甲，用力弹出，连续弹击治疗部位。操作时弹击力要均匀。

适用部位：本法可适用于全身各部。

功效：舒筋通络，祛风散寒。

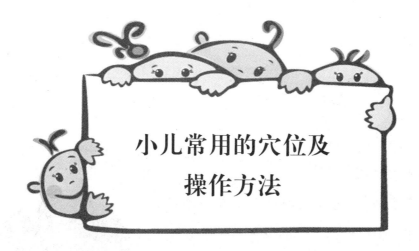

小儿常用的穴位及操作方法

　　由于小儿的生理和病理特点均有别于成人，针对小儿的按摩点穴治疗已形成独特的体系，所应用的手法及穴位亦与成人不尽相同。小儿常用穴位与成人常用穴位比较，具有以下特点：不仅有点状穴位，还有从某点至另一点呈线状的和面（部位）状的穴位；穴位大多数分布在头面和四肢（特别是双手）；前人对小儿按摩特定穴位中部分穴位归属提出了独特的见解，但不像十四经穴那样有线路相连成经络系统。下面介绍小儿按摩常用的穴位：

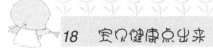
一、头面颈项部穴位

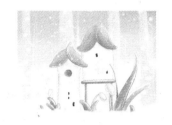

1. 攒竹（天门）

【位置】 攒竹为两眉中间印堂穴至前发际呈一直线的部位（图13）。

【操作】 术者两拇指自下而上交替直推，推30～50次，称为推攒竹，亦称为开天门（图14）；若自眉心推至囟门，推30～50次，则称为"大开天门"。注意与开天门相区别。

【作用】 开天门：疏风解表，开窍醒脑，镇静安神，常用于外感发热，头痛、惊惕不安，烦躁不宁等症。体质虚弱出汗较多者及佝偻病患儿慎用。

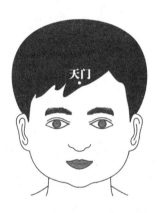

图13 攒竹

2. 坎宫

【位置】 坎宫为自眉心至眉梢的线状分布区域。

【操作】 术者用两拇指自眉心向两侧眉梢做分推，推30～50次，称为推坎宫（图15），亦称为"分

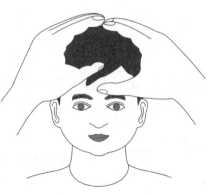

图14 开天门

阴阳"。

【作用】 推坎宫：疏风解表，醒脑明目，止头痛。常用于外感发热、头痛、目赤痛等。

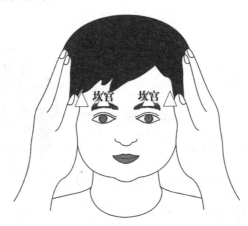

图 15　推坎宫

3. 天庭（神庭）

【位置】 天庭位于头正中线，入前发际0.5寸（图16）。

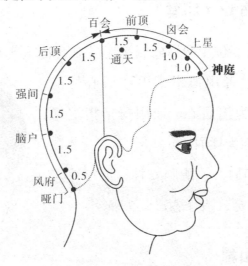

图 16　天庭

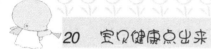

【操作】　术者用掐法或捣法自天庭掐（捣）至承浆，或揉约30次，称为掐揉天庭。

【作用】　掐天庭：祛风通络，镇惊安神。治疗口眼歪、头痛、癫痫等。

4. 天心

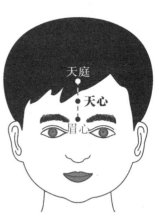

图17　天心

【位置】　天心位于前额中部，天庭与眉心连线中点处（图17）。

【操作】　术者用拇指指甲掐天心30次，或用罗纹面揉天心约30次，称为掐揉天心。

【作用】　掐天心：醒脑安神。治疗惊风、头痛、鼻塞伤风等。

5. 眉心（印堂）

【位置】　眉心位于两眉内侧端连线中点处（图18）。

【操作】　术者用拇指指甲在眉心处掐，掐3~5次，称为掐眉心。或用拇指指端揉，揉20~30次，称为揉眉心。

【作用】　掐眉心：醒脑安神，治疗惊风。揉眉心：祛风通窍，治疗感冒、头痛。

6. 山根

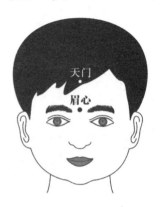

图18　眉心

【位置】　山根位于两目内眦中间，鼻梁

上低凹处（图19）。

【操作】 术者用拇指指甲掐，掐3～5次，称为掐山根。

【作用】 掐山根：开关窍，醒目定神。治疗惊风、昏迷、抽搐等症。

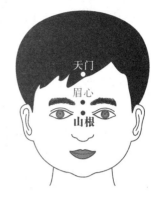

图19 山根

7. 准头（鼻准）

【位置】 准头位于鼻尖端，属督脉（图20）。

【操作】 术者用拇指指甲掐，掐3～5次，称为掐准头。

【作用】 掐准头：祛风镇惊。治疗惊风、鼻出血；治疗昏厥可配合按揉内关、足三里。

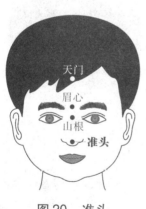

图20 准头

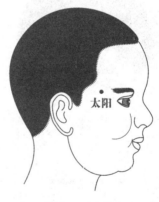

图21 太阳

8. 太阳

【位置】 太阳位于眉后凹陷处（图21）。

【操作】 术者两拇指桡侧自前向后直推，推30～50次，称为推太阳。用中指指端揉该穴，揉30～50次，称为揉太阳或运太阳；向眼方向揉为补，向耳方向揉为泻。

【作用】　推揉太阳：疏风解表、清热、明目止头痛。推太阳主要用于外感发热。若外感表实头痛用泻法；若外感表虚、内伤头痛用补法。

9. 瞳子髎

【位置】　瞳子髎位于目外眦后 0.5 寸，眶骨外侧凹陷中（图 22）。

【操作】　术者用两拇指掐或揉，掐 3~5 次，揉 30~50 次，称为掐揉瞳子髎。

【作用】　掐瞳子髎：醒脑镇惊。揉瞳子髎：祛风通络，治疗惊风、目赤肿痛。

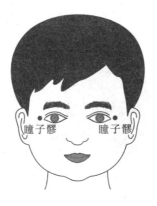

图 22　瞳子髎

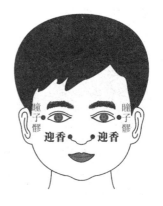

图 23　迎香

10. 迎香

【位置】　迎香位于鼻翼旁 0.5 寸，鼻唇沟中（图 23）。

【操作】　术者用食、中二指按揉，揉 20~30 次，称为揉迎香。

【作用】　揉迎香：宣肺气、通鼻窍。治疗感冒或慢性鼻炎等引起的鼻塞、流涕、呼吸不畅，效果较好。

🌷🌷 11. 人中

【位置】 人中位于人中沟正中线上 1/3 与下 2/3 交界处（图24）。

【操作】 术者用拇指指甲或食指指甲掐之，掐 5～10 次或醒后即止，称为掐人中。

【作用】 掐人中：醒神开窍。常用于急救，用于人事不省、窒息、惊厥或抽搐。

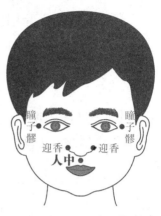

图24 人中

🌷🌷 12. 牙关（颊车）

【位置】 牙关位于下颌角前上方一横指，用力咀嚼时，咬肌隆起处（图25）。

【操作】 术者用拇指按或中指揉，按 5～10 次，揉 30～50 次，称为按牙关或揉牙关。

【作用】 按牙关主要用于牙关紧闭，具有开窍之功用；若口眼歪斜，则多用揉牙关，具有疏风止痛的作用。

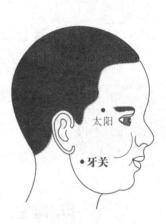

图25 牙关

🌷🌷 13. 百会

【位置】 百会位于头顶正中线与两耳尖连线的交点处。后发际正中直上 7 寸（图26）。

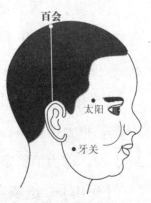

图26 百会

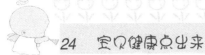

【操作】 术者用拇指指端按或揉，按30～50次，或揉100～200次，称为按百会或揉百会（图27）。

【作用】 按揉百会：安神镇惊，升阳举陷。治疗惊风、惊痫、烦躁、遗尿、脱肛等症。

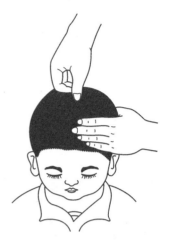

图27 揉百会

14. 前顶门

【位置】 前顶门位于头正中线，入前发际3.5寸，或于百会前1.5寸取穴（图28）。

【操作】 术者用拇指指甲掐3～5次，揉20～30次，称掐揉前顶。

【作用】 掐揉前顶：镇惊安神通窍，多用于头痛、惊风、鼻塞等症。

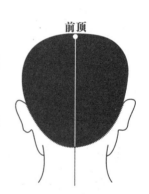

图28 前顶门

15. 脑空

【位置】 后头部，风池穴直上1.5寸为脑户穴，此穴旁开3寸与枕骨粗隆相平处为脑空，属足少阳胆经（图29）。

【操作】 术者用两拇指指端揉，揉20～30次，称为揉脑空；或用拇指指甲掐之，掐3～5次，称为掐脑空。

【作用】 掐脑空：镇惊安神。治疗惊风、癫痫。揉脑空：祛风通络。治疗头痛。

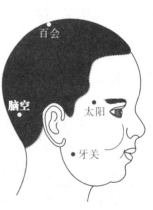

图29 脑空

16. 高骨（耳后高骨）

【位置】 高骨位于耳后入发际，乳突后缘高骨下凹陷中。

【操作】 术者用拇指或中指指端揉，揉 30～50 次，称为揉高骨（图 30）；或用两拇指推运，运 30～50 次，称为运高骨。

【作用】 揉高骨：疏风解表，治感冒头痛，亦能安神除烦，治神昏烦躁等症。

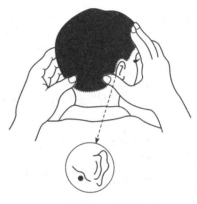

图 30　揉高骨

17. 天柱

【位置】 天柱自颈后发际正中至大椎穴呈一直线分布。

【操作】 术者用拇指或食指、中指指面自上向下直推，推100～300 次，称为推天柱（图31）。或用汤匙侧边蘸水自上向下刮，刮至皮下轻度瘀血即可，称为刮天柱。

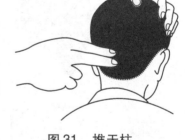

图 31　推天柱

【作用】 推、刮天柱：降逆止呕，祛风散寒。治疗呕恶、外感发热、颈项强痛、暑热发痧等症。

18. 风池

【位置】 风池位于胸锁乳突肌与斜方肌之间，平风府穴（图32）。

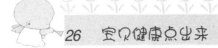

【操作】　用拿法，称为拿风池。5～10次。

【作用】　拿风池：发汗解表，祛风散寒。用本法发汗效果显著，往往立见汗出，若再配合推攒竹、掐揉二扇门等，发汗解表之力更强。多用于感冒、头痛、发热、无汗、项背痛等症。

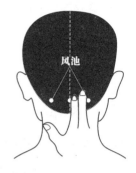

图32　风池

19. 桥弓

【位置】　桥弓位于颈部两侧，沿胸锁乳突肌呈一线（图33）。

【操作】　术者在两侧胸锁乳突肌处揉、抹、拿（图34）。揉30次，抹50次，拿3～5次。

【作用】　揉抹拿桥弓：活血化瘀消肿。用于治疗小儿肌性斜颈，常与摇颈项法同用。

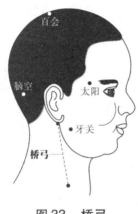

图33　桥弓

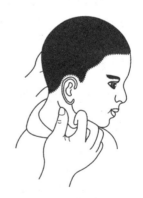

图34　揉抹拿桥弓

20. 鼻通

【位置】　鼻通又名上迎香。在鼻骨下凹陷中，鼻翼软骨与鼻甲的交界处，近鼻唇沟上端（图35）。

【操作】 用拇指指甲掐3~5次，揉20~30次，称为掐揉鼻通。

【作用】 掐揉鼻通：清利鼻窍，通络止痛；宣通鼻窍，疏风清热。主治鼻塞、嗅觉减退、多涕、各种鼻炎、鼻出血、鼻部生疮疖、头面疔疮、头痛、感冒、口眼歪斜。

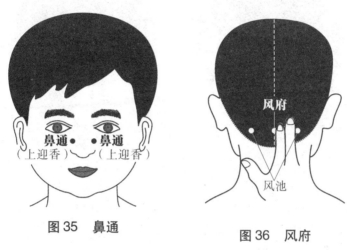

图35 鼻通

图36 风府

🌷🌷 21. 风府

【位置】 风府在颈部，当后发际正中直上1寸，枕外隆凸直下，两侧斜方肌之间凹陷处（图36）。

【操作】 用拇指按或中指揉，按5~10次，揉30~50次，称为按揉风府。

【作用】 按揉风府：散风熄风、通关开窍。主治头痛、项强、眩晕、咽喉肿痛、失音、癫狂、中风。

🌷🌷 22. 睛明

【位置】 睛明位于目内眦角稍上方凹陷处（图37）。

【操作】 用中指按揉，揉20~50次，称为按揉睛明。

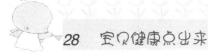

【作用】　按揉睛明：驱风摄泪。常用于治疗目赤肿痛、流泪、视物不明、目眩、近视、夜盲、色盲、迎风流泪、偏头痛、结膜炎、睑缘炎、眼睛疲劳、眼部疾病、三叉神经痛等。

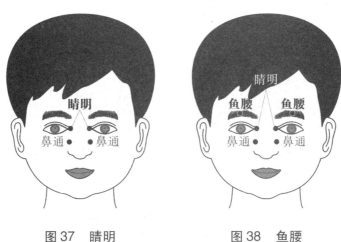

图37　睛明　　　　　　　图38　鱼腰

23. 鱼腰

【位置】　鱼腰位于额部，平视瞳孔直上，眉毛中（图38）。

【操作】　用拇指按或中指揉，按5～10次，揉30～50次，称为按揉鱼腰。

【作用】　镇惊安神，疏风通络。治疗目赤肿痛、眼睑下垂、近视、急性结膜炎等眼疾。

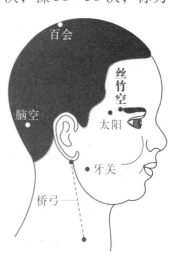

24. 丝竹空

【位置】　丝竹空位于面部，眉梢凹陷处（图39）。

【操作】　用拇指按或中指揉，按5～

图39　丝竹空

10 次，揉 30 ~ 50 次。

【作用】 清头明目，疏风镇惊。治疗头痛、目眩、目赤痛、眼睑跳动、齿痛、癫痫。

25. 四白

【位置】 四白位于面部，平视瞳孔直下，当眶下孔凹陷处（图40）。

【操作】 用拇指按或中指揉，按 5 ~ 10 次，揉 30 ~ 50 次。

【作用】 祛风明目，通经活络。主治精神神经系统疾病、五官科系统疾病、头痛、眩晕。

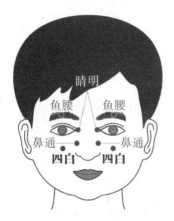

图 40　四白

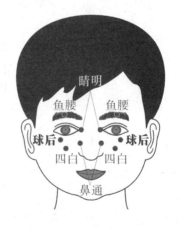

图 41　球后

26. 球后

【位置】 球后在面部，眶下缘外 1/4 与内 3/4 交界处（图41）。

【操作】 用拇指按或中指揉，按 5 ~ 10 次，揉 30 ~ 50 次。

【作用】 祛风明目，通经活络。主治各种目疾。

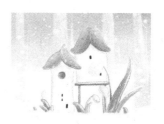

二、上肢部穴位

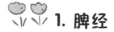 **1. 脾经**

【位置】　脾经位于拇指末节罗纹面（图42）。

【操作】　有补脾经与清脾经、清补脾经之分。

（1）补脾经：术者以一手持小儿拇指以固定，另一手以拇指罗纹面旋推儿拇指罗纹面；或将小儿拇指屈曲，以拇指指端循小儿拇指指尖桡侧缘向指根方向直推100~500次。

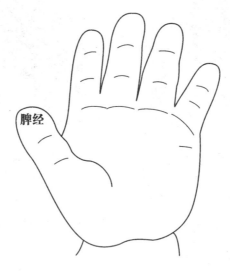

图42　脾经

（2）清脾经：术者一手持小儿拇指伸直以固定，另手以拇指指端自患儿指根方向直推至指尖100~500次。

（3）清补脾经：往返推为平补平泻，称为清补脾经。

补脾经和清脾经、清补脾经统称为推脾经。

【作用】　补脾经：健脾胃，补气血。清脾经：清热利湿，化痰止呕。补脾经常用于脾胃虚弱、气血不足所致食欲不振，肌肉消瘦，消化不良等。清脾经常用于湿热熏蒸，如皮肤发黄、恶心呕吐、腹泻痢疾、食积等实证。清补脾经能和胃消食、增进食欲，常用于治疗饮食停滞、脾胃不和而引起的胃脘痞闷、吞酸纳呆、腹泻、呕吐等病症。但小儿脾胃薄弱，不宜攻伐太甚，一般多用补法，体壮邪实者方能用清法。

2. 胃经

【位置】　胃经位于拇指掌面近掌端第一节（图43）。

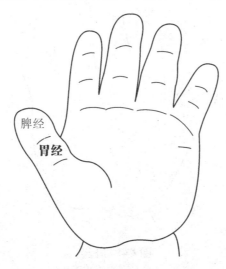

图43　胃经

【操作】　有补胃经与清胃经之分。

（1）补胃经：术者一手持小儿拇指以固定，另手以拇指罗纹面旋推儿近掌端第一节，推100～500次。

（2）清胃经：术者一手持小儿拇指以固定，另一手以拇指指端自掌根推向指根方向直推100～500次。

补胃经和清胃经统称为推胃经。

【作用】 补胃经：健脾胃，助运化。清胃经：清中焦湿热，和胃降逆，泻胃火，除烦止渴。补胃经常用于脾胃虚弱，消化不良，腹胀纳呆等症。清胃经常用于上逆呕恶，脘腹胀满，发热烦渴，便秘纳呆，衄血等实证。

3. 肝经

【位置】 肝经位于食指末节罗纹面（图44）。

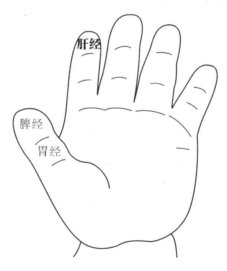

图44　肝经

【操作】 有补肝经和清肝经之分。

（1）补肝经：术者以一手持小儿示指以固定，另一手以拇指罗纹面旋推小儿示指罗纹面100～500次。

（2）清肝经：术者一手持小儿示指以固定，另一手以拇指端自指尖向指根方向直推100～500次。

补肝经和清肝经统称为推肝经。

【作用】　清肝经：平肝泻火，息风镇惊，解郁除烦。肝经宜清不易补，若肝虚应补时则须补后加清，或以补肾经代之，称为滋肾养肝法。清肝经常用于惊风、抽搐、烦躁不安、五心烦热等实证。

4. 心经

【位置】　心经位于中指末节罗纹面（图45）。

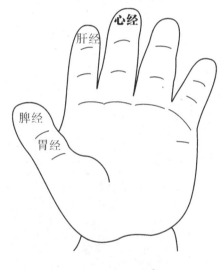

图45　心经

【操作】　有补心经与清心经之分。

（1）补心经：术者以一手持小儿中指以固定，另一手以拇指罗纹面旋推小儿中指罗纹面100～500次。

（2）清心经：术者一手持小儿中指以固定，另一手以拇指指端向指根方向直推100～500次。

补心经和清心经统称为推心经。

【作用】　清心经：清热退心火。补心经：本穴宜用泻法，不宜

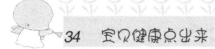
用补法，恐动心火之故。若气血不足而见心烦不安、睡卧露睛等症，需用补法时，可补后加清，或以补脾经代之。清心经常用于心火亢盛所致高热神昏，面赤口疮，小便短赤等。

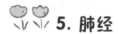 **5.肺经**

【位置】　肺经位于无名指末节罗纹面（图46）。

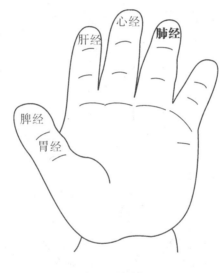

图46　肺经

【操作】　有补肺经和清肺经之分。补肺经：术者以一手持小儿无名指以固定，另一手以拇指罗纹面旋推小儿无名指末节罗纹面100～500次。清肺经：术者一手持小儿无名指以固定，另一手以拇指指端向指根方向推100～500次。

补肺经和清肺经统称为推肺经。

【作用】　补肺经：补肺气。清肺经：宣肺清热，疏风解表，止咳化痰。补肺经常用于虚性咳喘、遗尿、自汗、盗汗等；清肺经常用于脏热喘咳、感冒发热、便秘等实证。

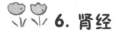 6. 肾经

【位置】 肾经位于小指末节罗纹面（图47）。

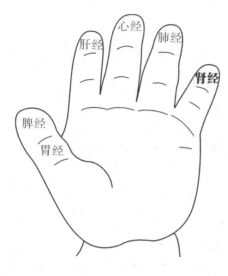

图 47　肾经

【操作】 有补肾经和清肾经之分。

（1）补肾经：术者以一手持小儿小指以固定，另一手以拇指罗纹面由小儿指根直推向指尖 100～500 次。

（2）清肾经：术者一手持小儿小指以固定，另一手以拇指自指端向指根方向直推 100～500 次。

补肾经和清肾经统称为推肾经。

【作用】 补肾经：补肾益脑，温养下元。清肾经：清利下焦湿热。补肾经常用于先天不足、久病体虚、肾虚久泻、多尿、遗尿、虚汗、喘息等症；清肾经常用治膀胱蕴热、小便赤涩、腹泻等病症。肾经穴临床上多用补法，须用清法时，多以清小肠代之。

7. 少商

【位置】 少商位于拇指桡侧，距指甲角约 0.1 寸。属手太阴肺经（图 48）。

【操作】 术者一手持小儿拇指以固定，另一手以拇指指甲掐穴位处，掐 3~5 次，称为掐少商。

【作用】 掐少商：清热利咽，开窍。治疗发热、咽喉肿痛、心烦、口渴、疟疾、痢疾、感冒、昏迷等症。

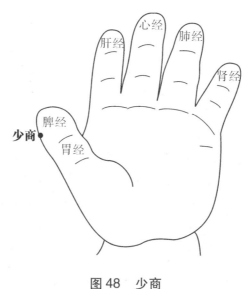

图 48　少商

8. 五经

【位置】 拇、示、中、无名、小指末节罗纹面，即脾、肝、心、肺、肾经（图 49）。

【操作】 术者以一手夹持小儿五指以固定，另一手以拇指或中指指端由小儿拇指指尖至小指指尖做运法，或用拇指指甲逐一掐揉，

运 50～100 次，掐揉各 3～5 次，称为运五经和掐揉五经。患儿俯掌
且五指并拢，术者一手持小儿掌，另手拇指置小儿掌背之上，余四
指在小儿掌下向指端方向直推，推 50～100 次，称为推五经。

【作用】　运五经和掐揉五经与相关脏腑经穴相配，治疗相应脏
腑病证。推五经治疗 6 个月之内的婴儿发热。

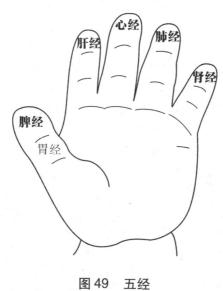

图 49　五经

🌷🌷 9. 五经纹

【位置】　五经纹指五指掌面第二指间关节之上横纹（图 50）。

【操作】　术者以一手夹持小儿五指以固定，另一手以拇指或中
指指端由小儿拇指第一节至小指第一节依次做运法，运 50～100 次，
称为运五经纹。以拇指或中指指端推 50～100 次，称为推五经纹。

【作用】　运推五经纹与相关的脏腑经穴相配，治疗相关脏腑病
证，调和脏腑之气机。

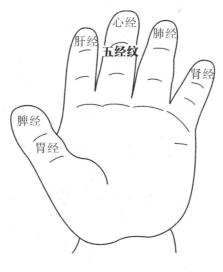

图 50　五经纹

10. 四横纹

【位置】　四横纹指掌面示、中、无名、小指第一指间关节横纹处（图51）。

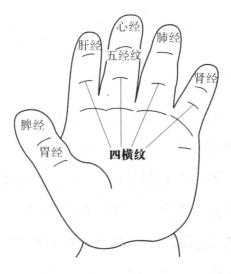

图 51　四横纹

【操作】　有掐四横纹与推四横纹之分。术者一手持患儿四指指尖固定，另一手拇指指甲自示指至小指依次掐揉，掐 3 ~ 5 次，称为掐四横纹；一手将患儿四指并拢，用另一手拇指罗纹面从患儿食指横纹处推向小指横纹处，推 100 ~ 300 次，称为推四横纹。

【作用】　掐四横纹：退热除烦，散瘀结。推四横纹：调中行气、和气血、清胀满。用治胸闷痰喘、疳积、腹胀、气血不和、消化不良等症。亦可毫针或三棱针点刺出血治疗疳积，为治疳要穴。

11. 小横纹

【位置】　小横纹指掌面示、中、无名、小指掌指关节横纹处（图 52）。

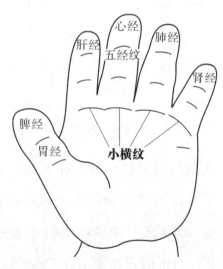

图 52　小横纹

【操作】　有掐小横纹和推小横纹之分。术者一手指将小儿四指固定，另一手拇指指甲由儿示指依次掐至小指，掐 3 ~ 5 次，称为掐小横纹；用另一手拇指桡侧推 100 ~ 150 次，称为推小横纹。

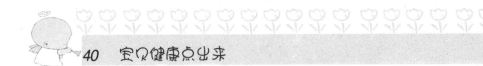
【作用】　推掐小横纹：退热，消胀散结。推小横纹：治肺部干性啰音。掐小横纹：治疗脾胃热结，口唇破烂及腹胀等症。

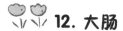 **12. 大肠**

【位置】　大肠位于示指桡侧缘，自示指尖至虎口成一直线（图53）。

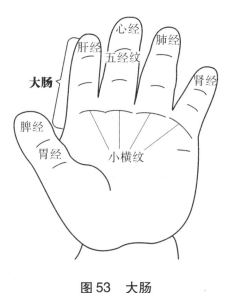

图53　大肠

【操作】　有补大肠与清大肠之分。补大肠：术者以一手持小儿示指以固定，另一手以拇指罗纹面由小儿示指尖直推向虎口100～500次，称为补大肠。清大肠：术者一手持小儿示指以固定，另一手以拇指指端由小儿虎口推向示指尖100～500次，称为清大肠。补大肠和清大肠统称为推大肠。

【作用】　补大肠：涩肠固脱，温中止泄。清大肠：清利肠府，除湿热，导积滞。补大肠常用于虚寒腹泻，脱肛等病症；清大肠常用于湿热、积食滞留肠道，身热腹痛、痢下赤白、大便秘结等症。

🌷🌷 13. 小肠

【位置】 小肠位于小指尺侧边缘，自指尖到指根成一直线（图54）。

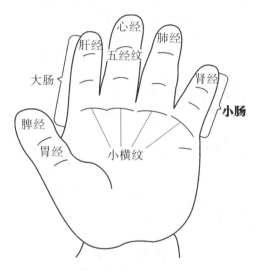

图54 小肠

【操作】 有补小肠和清小肠之分。

（1）补小肠：术者以一手持小儿小指以固定，另一手以拇指罗纹面由小儿指尖推向指根 100 ~ 500 次。

（2）清小肠：术者以一手持小儿小指以固定，另一手以拇指罗纹面由小儿指根推向指尖 100 ~ 500 次。补小肠和清小肠统称为推小肠。

【作用】 补小肠：温补下焦。清小肠：清利下焦湿热，泌别清浊。补小肠常用于下焦虚寒、多尿、遗尿；清小肠多用于小便短赤不利、尿闭、水泻等症。

14. 肾顶

【位置】　肾顶位于小指顶端（图55）。

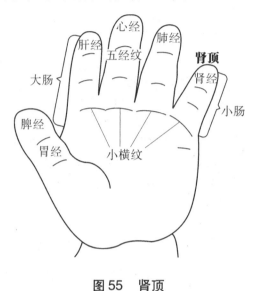

图55　肾顶

【操作】　术者一手持小儿小指以固定，另一手中指或拇指端按揉小儿小指顶端，揉100～500次，称为揉肾顶。

【作用】　揉肾顶：收敛元气，固表止汗。常用于自汗、盗汗或大汗淋漓不止等症。

15. 肾纹

【位置】　肾纹位于手掌面，即小指第二指间关节横纹处（图56）。

【操作】　术者一手持小儿小指以固定，另一手中指或拇指指端按揉小儿小指第二指间关节横纹处，揉100～500次，称为揉肾纹。

【作用】　揉肾纹：祛风明目，散瘀结。治疗目赤肿痛、口舌生疮、弄舌、高烧、呼吸气凉、手足逆冷等症。

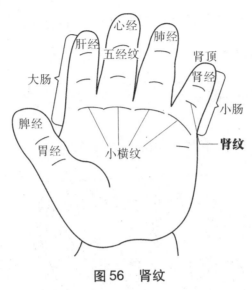

图56　肾纹

16. 掌小横纹

【位置】　掌小横纹即掌面小指根下，尺侧掌纹头（图57）。

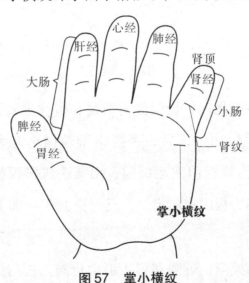

图57　掌小横纹

【操作】　术者一手持小儿手，另一手中指或拇指指端按揉小儿

小指根下尺侧掌纹头，揉100～500次，称为揉掌小横纹。

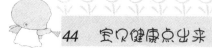
【作用】 揉掌小横纹：清热散结，宽胸宣肺，化痰止咳。此穴是治百日咳、肺炎的要穴，可治疗肺部湿性啰音。揉掌小横纹常用于喘咳、口舌生疮等。

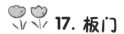

17. 板门

【位置】 板门指手掌大鱼际平面（图58）。

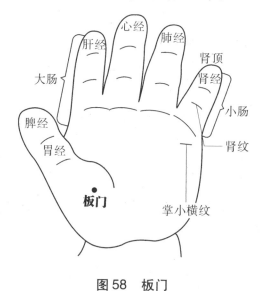

图58　板门

【操作】 有揉板门、板门推向横纹和横纹推向板门之分。术者以一手持小儿手以固定，另一手拇指指端揉小儿大鱼际平面，揉50～100次，称为揉板门或运板门；用推法自指根推向腕横纹，推100～300次，称为板门推向横纹；反向推100～300次，称为横纹推向板门。

【作用】 揉板门：健脾和胃、消食化滞。板门推向横纹：健脾止泻。横纹推向板门：和胃降逆。揉板门常用治乳食停积，食欲不振或嗳气、腹胀、腹泻、呕吐等症；板门推向横纹止泻；横纹推向板门止呕吐。

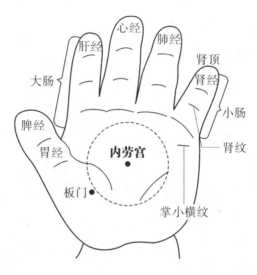 18. 内劳宫

【位置】　内劳宫掌心中，屈指时中指指端与无名指指端之间中点（图59）。

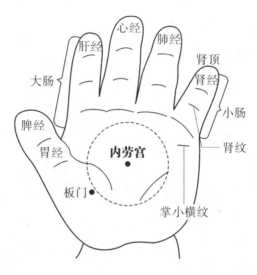

图59　内劳宫

【操作】　有揉内劳宫与运内劳宫之分。术者一手持小儿手以固定，另一手以拇指指端或中指指端揉，揉100~300次，称为揉内劳宫；用拇指指腹自小指根掐运，经掌小横纹、小天心至内劳宫止，运10~30次，称为运内劳宫（水底捞明月）。

【作用】　揉内劳宫：清热除烦。运内劳宫：清心、肾两经虚热。揉内劳宫常用于治心经有热所致口舌生疮、发热、烦渴等症。运内劳宫常用于治小儿烦躁、不眠、夜啼等症。

🌷🌷 19. 内八卦

【位置】 内八卦位于手掌面，以掌心为圆心，从圆心至中指指根横纹的 2/3 处为半径，所做圆周，八卦穴即在此圆周上（对小天心者为坎，对中指者为离，在拇指侧离至坎半圆的中心为震，在小指侧半圆的中心为兑）。共八个方位，即：乾、坎、艮、震、巽、离、坤、兑（图 60）。

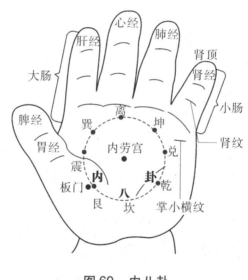

图 60　内八卦

【操作】 运八卦有顺运、逆运和分运之分。术者一手持小儿四指以固定，掌心向上，拇指按定离卦，另手示、中二指夹持小儿拇指，拇指自乾卦运至兑卦，运 100～500 次，称为顺运内八卦；若从兑卦运至乾卦，运 100～500 次，称为逆运内八卦（运至离宫时，应从拇指上运过，否则恐动心火）。根据症状，可按部分运，运 100～200 次，称为分运内八卦。

【作用】 顺运内八卦：宽胸理气，止咳化痰，行滞消食。逆运内八卦：降气平喘。分运内八卦：乾震顺运能安魂，巽兑顺运能定魄，离乾顺运能止咳，坤坎顺运能清热，坎巽顺运能止泻，巽坎逆运能止呕，艮离顺运能发汗。顺运内八卦主要用于痰结喘嗽、乳食内伤、胸闷、腹胀、呕吐及纳呆等症；逆运内八卦主要用于痰喘呕吐等。

20. 天门

【位置】　天门指手掌心内侧"乾宫"处，即小鱼际处（图61）。

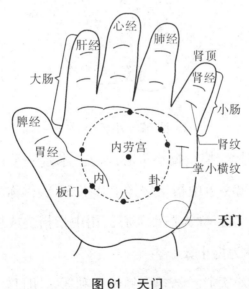

图61　天门

【操作】　术者以一手持小儿手之四指，使掌心向上，以另一手中指指端或拇指指端由穴处推向拇指指尖，推50次，称为天门入虎口。由示指指尖推向虎口或反之，推50次。一手拿天门穴，另一手摇肘，3～5次，称为拿天门摇肘。注意与头天门相区别。

【作用】　天门入虎口：健脾消食。拿天门摇肘：和气血。推向虎口常用治食积、消化不良，常与补脾经同用。

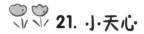

21. 小天心

【位置】 小天心位于大小鱼际交接处凹陷中（图62）。

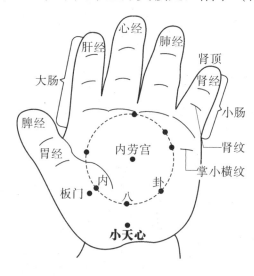

图62 小天心

【操作】 有揉、掐、捣小天心之分。术者一手持小儿四指以固定，掌心向上，另一手中指指端揉100～150次，称为揉小天心；以拇指指甲掐3～5次，称为掐小天心；用中指指尖或屈曲的指间关节捣10～30次，称为捣小天心。

【作用】 揉小天心：清热、镇惊、利尿、明目。掐、捣小天心：镇惊安神。揉小天心主要用于心经有热而致的目赤肿痛、口舌生疮、惊惕不安，或心经有热移于小肠而见小便短赤等症，揉小天心还可用于新生儿硬皮病、黄疸、遗尿、水肿、痘疹欲出不透等；掐捣小天心常用于惊风抽搐、夜啼、惊惕不安等症。

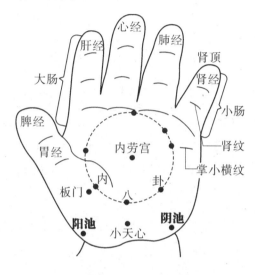 22. 大横纹

【位置】 大横纹即仰掌时，掌后横纹。近拇指指端称阳池，近小指指端称阴池（图63）。

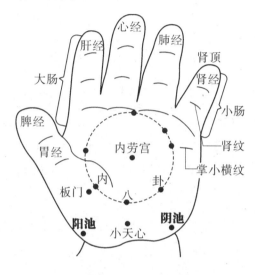

图63 大横纹

【操作】 有分阴阳与合阴阳之分。术者两手相对挟持小儿手，两拇指置小儿掌后横纹中央。由总筋向两旁分推，推30~50次，称为分推大横纹，亦称为分阴阳；自两侧向总筋合推，推30~50次，称为合阴阳。

【作用】 分阴阳：平衡阴阳，调和气血，行滞消食。合阴阳：行痰散结。分阴阳多用于阴阳不调、气血不和所致寒热往来、烦躁不安及乳食停滞、腹胀、腹泻、呕吐等症；合阴阳多用于痰结喘嗽、胸闷等症。

🌷🌷 23. 阳穴

【位置】　阳穴位于腕横纹桡侧端，相当于手太阴肺经太渊穴（图64）。

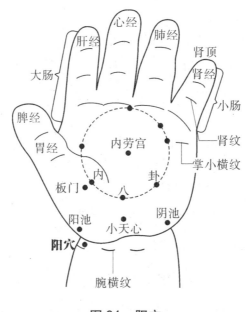

图64　阳穴

【操作】　以一手握住患儿掌指，使掌面向下，用另一手拇指指甲着力掐 3~5 次，称为掐阳穴。

【作用】　调和气血。主要用于治疗感冒、寒热往来、咳嗽、气喘等病症。

🌷🌷 24. 总筋

【位置】　总筋位于掌后腕横纹中点（图65）。

【操作】　有揉总筋和掐总筋之分。术者一手持小儿四指以固定，另一手以拇指指端按揉掌后腕横纹中点 100~300 次，称为揉总筋；

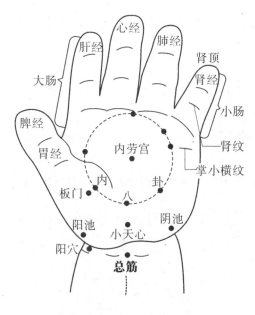

图65　总筋

用拇指指甲掐3～5次，称为掐总筋。

【作用】　揉总筋：清心经热，散结止痉，通调周身气机。掐总筋：镇惊止痉。揉总筋治疗口舌生疮、潮热、夜啼等实热证；掐总筋治疗惊风抽搐。

25. 青筋

【位置】　青筋位于总筋与阳池（阳穴）连线的中点（图66）。

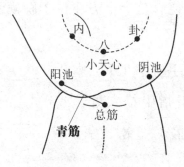

图66　青筋

【操作】 术者一手持小儿四指以固定，另一手以拇指指甲掐揉，掐 3～5 次，揉 30～50 次，称为掐揉青筋。

【作用】 掐揉青筋：清肝利胆，明目。治疗目赤、多泪。

26. 白筋

【位置】 白筋位于总筋与阴池连线的中点（图 67）。

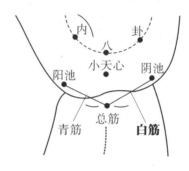

图 67 白筋

【操作】 术者一手持小儿四指以固定，另一手以拇指指甲掐揉，掐 3～5 次，揉 30～50 次，称为掐揉白筋。

【作用】 掐揉白筋：宣肺、涤痰。治疗胸闷、痰喘。

27. 列缺

【位置】 列缺在桡骨茎突上方，位于腕横纹上 1.5 寸处。属手太阴肺经（图 68）。

【操作】 术者一手持小儿手，掌背向上；另一手用拇指指甲掐穴处，或拇、示二指拿穴处，掐 3～5 次，拿 5～10 次，称为掐揉列缺。

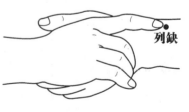

图 68 列缺

【作用】　掐揉列缺：宣肺散邪，醒脑开窍。治疗感冒、无汗、惊风、昏厥。

28. 三关

【位置】　三关位于前臂桡侧缘，即阳池（太渊）至曲池所成的一条直线（图69）。

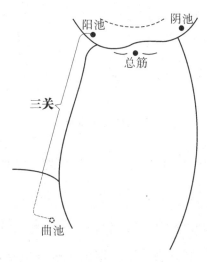

图69　三关

【操作】　术者一手握持小儿手，另一手以拇指桡侧面或示、中指指腹自腕横纹推向肘，推 100～500 次，称为推三关；屈儿拇指，自拇指外侧端推向肘称为大推三关。

【作用】　推三关：温阳散寒，补气行气，发汗解表，主治一切虚寒病证。常用于治疗气血虚弱、命门火衰、下元虚冷、阳气不足引起的四肢厥冷、面色无华、食欲不振、疳积、吐泻等症。

29. 天河水

【位置】　天河水位于前臂正中，即自总筋至洪池所成的一条直线（图70）。

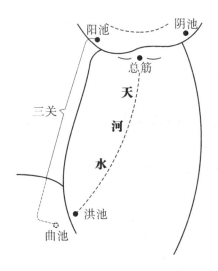

图70　天河水

【操作】　术者一手持儿手，另一手以示、中指指腹自腕横纹推向肘横纹 100～500 次，称为清（推）天河水。

【作用】　清天河水：清热解表，泻火除烦。本法性微凉，清热力平和，善清卫、气分热，清热而不伤阴。治一切热症，多用于五心烦热、口燥咽干、唇舌生疮、夜啼等症。

30. 六腑

【位置】　六腑位于前臂尺侧，即阴池至肘肘所成的一直线（图71）。

【操作】　术者一手持儿腕部以固定，另一手拇指或示、中指指面自肘横纹推向腕横纹，推 100～500 次，称为退六腑或推六腑。

【作用】　退六腑：清热凉血解毒。退六腑性寒凉，适用于一切实热病证。

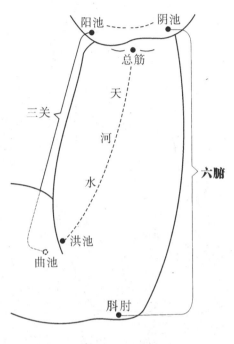

图71 六腑

🌷🌷 31. 洪池（曲泽）

【位置】 仰掌，肘部微屈时，肱二头肌腱内侧即洪池。属手厥阴心包经（图72）。

【操作】 术者一手拇指按穴位上，一手拿小儿四指摇之，摇5～10次，称为按摇洪池。

【作用】 按摇洪池：调和气血，通调经络。主要用于治疗关节疼痛、气血不和。因穴属心包经，按之能泄血热，可与清天河水同用，共清心热。

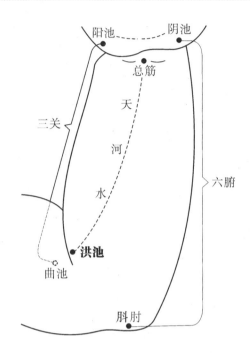

图72　洪池

 **32. 曲池**

【位置】　屈肘成直角，肘横纹外侧纹头与肱骨外上髁连线的中点即为曲池穴。属手阳明大肠经（图73）。

【操作】　掐揉曲池：先使患儿屈肘，术者一手托住其腕部不动；另一手握住患儿之肘部，以拇指指甲掐之，继以揉之，掐揉30~50次，称掐揉曲池。

【作用】　掐揉曲池：解表退热、利咽。主治风热感冒、咽喉肿痛、上肢痿软、抽搐、咳喘、嗳气、腹痛、呕吐、泄泻等症。

图73　曲池

33. 十王（十宣）

【位置】　十王指十指尖指甲内赤白肉际处（图74）。

【操作】　术者一手握小儿手，使其手掌向外，手指向上；以另一手拇指指甲先掐小儿中指，然后逐指掐之，各掐 3～5 次，或醒后即止，称为掐十王。

【作用】　掐十王：清热、醒神、开窍。主治高热惊风、抽搐、昏厥、两目上视、烦躁不安、神呆等症。

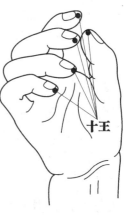

图74　十王

34. 老龙

【位置】　老龙位于中指甲后 1 分处（图75）。

【操作】　术者一手握持小儿手，另一手以拇指指甲掐儿中指指甲后 1 分处，掐 3～5 次，或醒后即止，称为掐老龙（图76）。

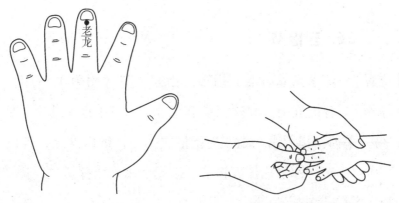

图75　老龙　　　　　图76　掐老龙

【作用】　掐老龙：醒神开窍。用于急救，主治急惊风、高热抽搐、不省人事。若急惊暴死，掐之知痛有声者易治，不知痛而无声者，一般难治。

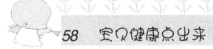35. 端正

【位置】 端正位于中指指甲根两侧赤白肉处，桡侧称左端正，尺侧称右端正（图77）。

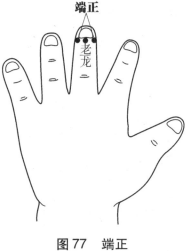

图77 端正

【操作】 术者一手握持小儿手，另一手以拇指指甲掐或用拇指罗纹面揉，掐5次，揉50次，称为掐揉端正。

【作用】 揉右端正：降逆止呕。揉左端正：升提中气，止泻。掐端正：醒神开窍、止血。揉右端正常用于胃气上逆而引起的恶心呕吐等症；揉左端正用于治水泻、痢疾等症；掐端正常用于治疗小儿惊风；亦可于中指第三节横纹起至端正处用线绕扎中指（不可太紧），以止衄。

36. 五指节

【位置】 位于指掌背面五指第一指间关节（图78）。

【操作】 有掐五指节和揉五指节之分。术者手握小儿手，使掌面向下；另一手拇指指甲由小指或拇指依次掐之，继以揉之，各掐3~5次，揉30~50次，称为掐揉五指节。以拇、示二指揉搓之，揉搓30~50次，称为揉五指节。

【作用】 掐揉五指节：安神镇惊、祛风痰、通关窍。掐五指节主要用于惊惕不安、惊风等症；揉五指节主要用于胸闷、痰喘、咳

嗽等症；经常搓捻五指节有利于小儿智力发育，可用于小儿保健。

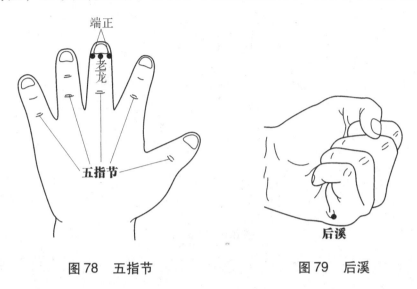

图 78　五指节　　　　　　　　图 79　后溪

37. 后溪

【位置】　轻握拳，第五掌指关节尺侧后方横纹头凹陷中，赤白肉际处取穴即后溪。属手太阳小肠经（图 79）。

【操作】　有掐揉后溪和推后溪之分。术者一手持小儿手，握拳；另一手拇指指甲掐揉穴处，掐 3 ~ 5 次，揉 20 ~ 50 次，称为掐揉后溪。或上、下直推穴处，推 50 次，称为推后溪。

【作用】　掐揉后溪：清热、利小便。推后溪：上推清热，下推补肾虚。掐揉、上推后溪治疗小便赤涩不利；下推后溪治疗肾虚遗尿。

38. 二扇门

【位置】　二扇门位于掌背中指根本节两侧凹陷处（图 80）。

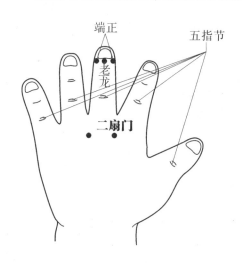

图80　二扇门

【操作】　有掐、揉二扇门之分。术者一手持小儿手，另一手以示、中指指端揉穴处，揉100～500次，称为揉二扇门。术者两手示、中二指固定小儿腕，令手掌向下，无名指托其手掌，然后用两拇指指甲掐之，继而揉之，掐3～5次，称为掐二扇门。

【作用】　掐、揉二扇门：发汗透表，退热平喘，是发汗要法。治疗体虚外感常与揉肾顶、补脾经、补肾经等合用。揉二扇门要稍用力，速度宜快，多用于风寒外感。

39. 二人上马

【位置】　二人上马位于手背无名及小指掌指关节后陷中（图81）。

【操作】　有掐二人上马与揉上马之分。术者一手握持小儿手，使手心向下；以另一手拇指指甲掐穴处，掐3～5次，称为掐二人上马。以拇指指端揉之，揉100～500次，称为揉上马。

【作用】　揉上马：滋阴补肾，顺气散结，利水通淋，为补肾滋

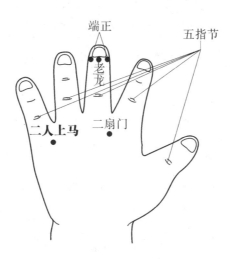

图81　二人上马

阴的要法。临床上用揉法为多，主要用于阴虚阳亢、潮热烦躁、牙痛、小便赤涩淋沥等症。

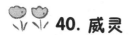 **40. 威灵**

【位置】　威灵位于手背第二、三掌骨歧缝间（图82）。

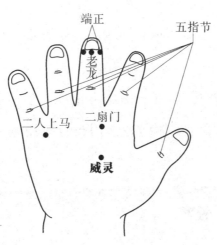

图82　威灵

【操作】　术者一手持小儿四指，令掌背向上；另一手拇指甲掐穴处，继以揉之，掐5次，或醒后即止，称为掐威灵。

【作用】　掐威灵：开窍醒神。主要用于急惊暴死、昏迷不醒时的急救。

🌷🌷 41. 精宁

【位置】　精宁位于手背第四、五掌骨歧缝间（图83）。

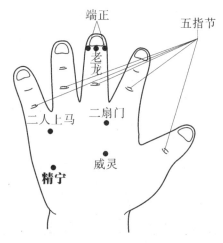

端正

五指节

老龙

二人上马　二扇门

精宁　威灵

图83　精宁

【操作】　术者一手持小儿四指，令掌背向上；另一手拇指指甲掐穴处，继以揉之，掐5次，称为掐精宁。

【作用】　掐精宁：行气、破结、化痰。多用于痰食积聚、气吼痰喘、干呕、疳积等症。体虚者慎用，若应用则多与补脾经、推三关、捏脊等同用。

🌷🌷 42. 外劳宫

【位置】　外劳宫位于掌背中，与内劳宫相对处（图84）。

【操作】　有掐外劳宫与揉外劳宫之分。术者一手持小儿四指令

掌背向上；另一手中指指端揉穴处，揉
100~300 次，称为揉外劳宫。以拇指指
甲掐之，掐 3~5 次，称为掐外劳宫。

【作用】　揉外劳宫：温阳散寒，升
阳举陷，兼能发汗解表。本穴性温，用
于一切寒证。临床上以揉法多用，治疗
外感风寒、鼻塞流涕、脏腑积寒、完谷
不化、肠鸣腹泻、寒痢腹痛、疝气、脱
肛、遗尿等症。

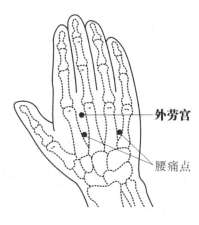

图84　外劳宫

43. 虎口（合谷）

【位置】　虎口位于手背第一、二掌骨之间，近第二掌骨中点的
桡侧。属手阳明大肠经（图85）。

【操作】　术者一手持小儿手，令
其手掌侧置，桡侧在上；以另一手示、
中二指固定小儿腕部，用拇指指甲掐穴
处，继而揉之，掐揉5~20 次，称为掐
揉虎口。

【作用】　掐揉虎口：清热、通络、
止痛。治疗发热无汗、头痛、项强、面
瘫、口噤、便秘、呕吐、嗳气、呃逆、
鼻衄等。

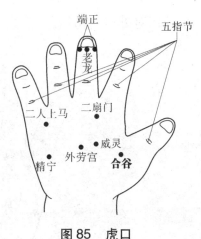

图85　虎口

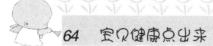
44. 甘载

【位置】 甘载位于手背合谷后，第一、二掌骨交接处凹陷中（图86）。

【操作】 术者一手持小儿手，令其手掌侧置，桡侧在上；以另一手示、中二指固定儿腕部，用拇指指甲掐穴处，继而揉之，掐3～5次，称为掐甘载。

【作用】 掐甘载：开窍醒神。主治昏厥、不省人事、惊风、抽搐。

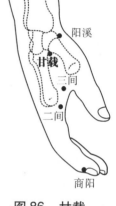

图86 甘载

45. 外八卦

【位置】 外八卦位于掌背外劳宫周围，与内八卦相对处（图87）。

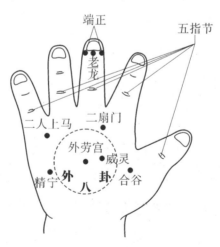

图87 外八卦

【操作】 术者一手持小儿四指令掌背向上，另一手拇指做顺时针方向掐运，运 100～300 次，称为运外八卦。

【作用】　运外八卦：宽胸理气，通滞散结。治疗胸闷、腹胀、便结等症。

46. 一窝风

【位置】　一窝风位于手背腕横纹正中凹陷处（图88）。

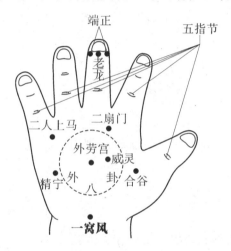

图88　一窝风

【操作】　术者一手握持小儿手，另一手以中指或拇指指端按揉穴处，揉 100～300 次，称为揉一窝风。

【作用】　揉一窝风：温中行气，止痹痛，利关节。常用于受寒、食积等原因引起的腹痛等症。

47. 螺蛳（螺蛳骨）

【位置】　屈肘，掌心向胸，尺骨小头桡侧缘骨缝中即螺蛳（图89）。

【操作】　术者以拇指、示指捏提该处皮肤 10～20 次。

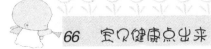

【作用】 主要治疗消化不良、潮热、惊悸。

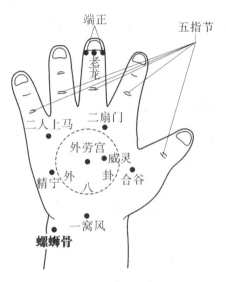

图 89 螺蛳

48. 阳池

【位置】 阳池位于第三、四掌骨直上腕背横纹凹陷处。属手少阳三焦经（图90）。

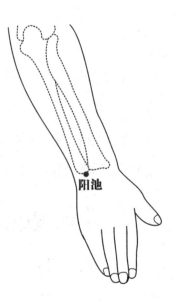

【操作】 有掐阳池和揉阳池之分。术者一手托小儿手，令掌面向下；另一手以拇指指甲掐穴处，继而揉之，掐 3 ~ 5 次，称为掐阳池；以中指指端揉之，揉100 ~ 300 次，称为揉阳池。

【作用】 掐揉阳池：止头痛，通大便，利小便。治头痛、大便秘结、小便赤涩。

图 90 阳池

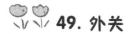

49. 外关

【位置】 外关位于腕背横纹上 2 寸，尺、桡骨之间。属手少阳三焦经（图 91）。

【操作】 术者用拇指指甲掐或揉，掐 3～5 次，揉 100～200 次，称为掐揉外关，还可用拇指或中指端向上直推 50～100 次，称为推外关。

【作用】 揉、推外关：解表清热，通络止痛。治疗小儿腹泻、感冒、腰背疼痛。

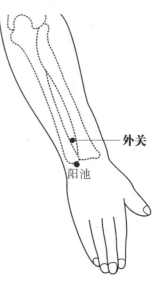

图 91 外关

50. 外间使（膊阳池、支沟）

【位置】 外间使位于前臂，尺骨与桡骨之间，与内间使相对处。属手少阳三焦经（图 92）。

【操作】 术者一手持小儿腕，另手拇指指甲掐穴处，掐 3～5 次，继而揉之，称为掐外间使。用拇指指端或中指指端揉 100～500 次，称为揉外间使。

【作用】 掐、揉外间使：解表清热，通络止痛。治疗小儿感冒、头痛、腹泻、腹痛。

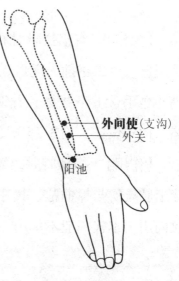

图 92 外间使

51. 肘肘

【位置】 肘肘在肘关节、鹰嘴突处（图 93）。

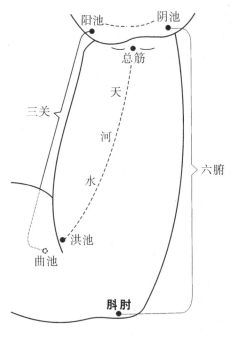

图 93 肘肘

【操作】 有掐揉肘肘和摇肘肘之分。术者一手固定儿臂肘，另手用拇、示二指插入虎口，同时用中指按小鱼际中心（天门穴），屈小儿之手，上下摇之，摇 20～30 次，称为摇肘肘。或用拇指指端掐、揉穴位处，掐 3～5 次，揉 20～30 次，称为掐揉肘肘。

【作用】 掐揉肘肘，摇肘肘：通经活血，顺气生血，化痰。治疗上肢痿痹与揉曲池、拨小海同用；治疗痞积时与补脾经、运四横纹同用。本穴一般不单用。

52. 神门

【位置】 神门在腕部，于腕掌侧横纹尺侧端，尺侧腕屈肌腱的桡侧凹陷处（图94）。

【操作】 术者一手持小儿腕，另一手以拇指指甲掐穴处，掐3～5次，继而揉之，称为掐神门。用拇指指端或中指指端揉100～500次，称为揉神门。

【作用】 益心安神，通经活络。主治疾病为：胸痛、便秘、焦躁、心悸、失眠、食欲不振等。

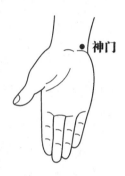

图94　神门

53. 手三里

【位置】 手三里在前臂背面桡侧，阳池与曲池连线上肘横纹下2寸（图95）。

【操作】 术者用拇指指甲掐或揉，掐3～5次，揉100～200次，称为掐揉外关；还可用拇指或中指指端向上直推50～100次，称为推手三里。

【作用】 通经活络，清热明目，调理肠胃。治疗运动系统疾病、消化系统疾病、五官科系统疾病。

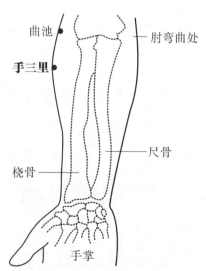

图95　手三里

 54. 阴郄

【位置】 阴郄在前臂掌侧，当尺侧腕屈肌腱的桡侧缘，腕横纹上 0.5 寸（图 96）。

【操作】 用拇指指甲掐或揉，掐 3～5 次或揉 100～200 次，称为掐揉阴郄。

【作用】 补阴养血。常用于治疗心痛、惊悸、骨蒸盗汗、吐血、衄血、暴喑。

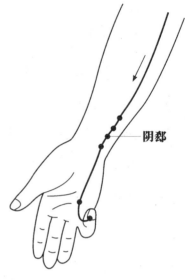

图 96 阴郄

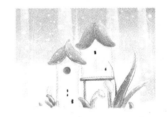

三、胸腹部穴位

 1. 天突

【位置】 天突位于胸骨上窝正中，正坐仰头取穴（图 97）。

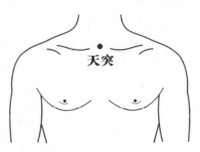

图 97 天突

【操作】　有按揉天突、点天突、捏挤天突之分。术者一手扶小儿头侧部，另一手以中指指端按或揉该穴 10 ~ 30 次，称为按天突或揉天突。以示指或中指指端微屈，向下用力点 3 ~ 5 次，称为点天突。若用两手拇、示二指捏挤天突穴，至皮下瘀血成红紫色为止，称为捏挤天突。

【作用】　理气化痰，降逆平喘，止呕。常用治气机不利，痰涎壅盛或胃气上逆所致之痰喘、呕吐。

2. 膻中

【位置】　膻中位于两乳头连线中点，在胸骨中线上，平第四肋间隙（图98）。

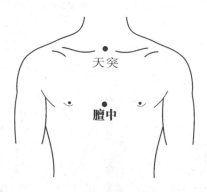

图98　膻中

【操作】　有揉膻中与分推膻中、推膻中之分。患儿仰卧，术者以中指指端揉该穴 50 ~ 100 次，称为揉膻中。术者以两拇指指端自穴中向两侧分推至乳 50 ~ 100 次，称为分推膻中。用示、中指自胸骨切迹向下推至剑突 50 ~ 100 次，名为推膻中。

【作用】　推揉膻中：宽胸理气，止咳化痰。治疗呕吐、呃逆、嗳气、喘咳、吐痰不利。

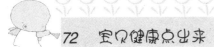

3. 乳根

【位置】 乳根位于乳头直下 0.2 寸，平第五肋间隙（图99）。

【操作】 术者以两手四指扶患儿两胁，再以两手拇指于穴位揉 30～50 次，称为揉乳根。

【作用】 揉乳根：宣肺理气，止咳化痰。治疗咳嗽、胸闷、痰鸣等症。

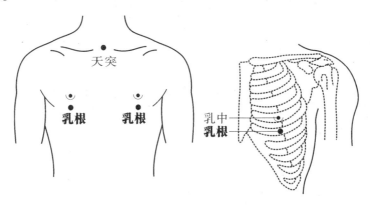

图99 乳根

4. 乳旁

【位置】 乳旁位于乳头外旁开 0.2 寸（图100）。

【操作】 术者以两手四指扶患儿两胁，再以两拇指于穴位处揉 30～50 次，称为揉乳旁。

【作用】 揉乳旁：宽胸理气，止咳化痰。治疗胸闷、咳嗽、痰鸣、呕吐等症。

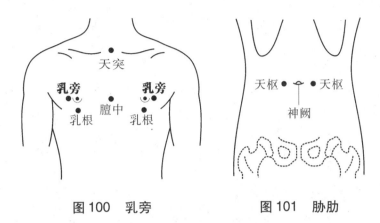

图 100　乳旁　　　　　图 101　胁肋

5. 胁肋

【位置】　胁肋位于从腋下两胁至天枢处（图101）。

【操作】　患儿正坐，术者两手掌自患儿两胁腋下搓摩至天枢处，称为搓摩胁肋，又称为按弦走搓摩。搓摩50～100次。

【作用】　搓摩胁肋：性开而降，可顺气化痰，除胸闷，开积聚。用于治小儿食积、痰壅、气逆所致的胸闷、腹胀等症。治疗肝脾肿大，须久久搓摩。中气下陷、肾不纳气者，慎用本穴。

6. 中脘

【位置】　中脘位于前正中线，脐上4寸处（图102）。

【操作】　有揉、摩、推中脘之分。患儿仰卧，术者用指端或掌根按揉中脘100～300次，称为揉中脘；术者用掌心或四指摩中脘5分钟，称为摩中脘；术者用示、中二指指端自中

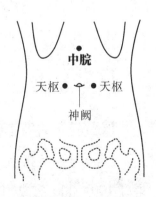

图 102　中脘

脘向上直推至喉下或自喉向下推至中脘 100～300 次，称为推中脘，又称为推胃脘。

【作用】 揉、摩中脘：健脾和胃、消食和中，用于治泄泻、呕吐、腹胀、腹痛、食欲不振等症。推中脘：自上而下操作，有降胃气的作用，主治呕吐、恶心；自下而上操作，有涌吐的作用。

 **7. 腹**

【位置】 指腹部。

【操作】 有摩腹与分推腹阴阳之分。患儿仰卧，术者用两拇指指端沿肋弓角边缘或自中脘至脐，向两旁分推 100～200 次，称为分推腹阴阳。术者用掌面或四指摩腹 5 分钟，称为摩腹。逆时针摩为补，顺时针摩为泻，往返摩之为平补平泻。

【作用】 摩腹：消食、理气、降气。可治乳食停滞，胃气上逆引起之恶心、呕吐、腹胀、小儿厌食症。分推腹阴阳：健脾和胃，理气消食。补法能健脾止泻，用于脾虚、寒湿型的腹泻；泻法能消食导滞、通便，用于治疗便秘、胀腹、厌食、伤乳食泻等，多与分推腹阴阳同用；平补平泻则能和胃，久摩之有消食、强壮身体的作用，常与补脾经、捏脊，按揉足三里合用，为小儿保健常法。

 8. 脐

【位置】 脐即指脐中（图 103）。

【操作】 有揉脐与摩脐之分。患儿仰卧，术者用中指指端或掌根揉 100～300 次或用拇指和示指、中指夹住肚脐轻轻抖揉 100～300 次，均称为揉脐。术者用掌或指摩，称为摩脐。

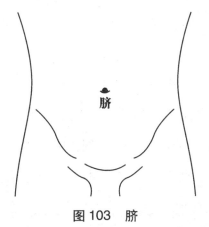

图 103　脐

【作用】　揉脐、摩脐：温阳散寒，补益气血，健脾和胃，消食导滞。常用治小儿腹泻、便秘、腹痛、疳积等症。

9. 天枢

【位置】　天枢位于脐旁 2 寸（图 104）。

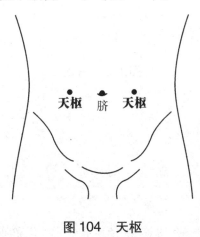

图 104　天枢

【操作】　患儿仰卧位。术者用示指、中指指端按揉两边天枢穴 50～100 次，称为揉天枢。

【作用】　揉天枢：疏调大肠、理气消滞。用于治急慢性胃肠炎及消化功能紊乱引起的腹泻、呕吐、食积、腹胀、大便秘结等症。

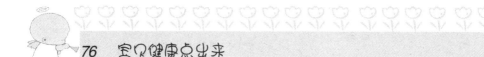

10. 丹田

【位置】 丹田位于小腹部，脐下 2 寸与 3 寸之间（图 105）。

【操作】 有摩丹田与揉丹田之分。患儿仰卧，以掌摩穴处 2~3 分钟，称为摩丹田；用拇指或中指端揉 100~300 次，称为揉丹田。

【作用】 揉、摩丹田：培肾固本，温补下元，分清别浊。用于治小儿先天不足，寒凝少腹及腹痛、疝气、遗尿、脱肛、尿潴留等。

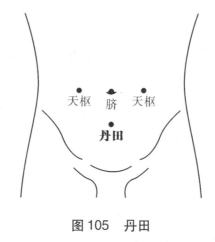

图 105 丹田

11. 肚角

【位置】 肚角位于脐下 2 寸（石门）旁开 2 寸，大筋处（图 106）。

【操作】 有拿肚角与按肚角之分。患儿仰卧，术者用拇、示、中三指深拿 3~5 次，称为拿肚角；术者用中指端按穴处 3~5 次，称为按肚角。

【作用】 按、拿肚角：健脾和胃，理气消滞，为止腹痛的要法。可治疗各种原因所致腹痛，以寒痛、伤食痛为佳。因本法刺激强度较大，拿3～5次即可，不可多拿，拿起后向内上做一推、一拉、一紧、一松的轻微动作一次。拿肚角一般在诸手法完成后进行，以防小儿哭闹影响治疗。

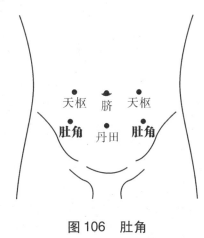

图 106　肚角

🌷🌷 12. 中府

【位置】　中府位于胸前壁的外上方，云门穴下 1 寸，前正中线旁开 6 寸，平第一肋间隙处。两手叉腰立正，锁骨外侧端下缘的三角窝中心是云门穴，由此窝正中垂直往下推一条肋骨（平第一肋间隙）处即是本穴（图 107）。

【操作】　术者以两手四指扶患儿两胁，再以两拇指于穴位处揉30～50 次，称为揉中府。

【作用】　揉中府：肃降肺气，和胃利水，止咳平喘，清泻肺热，健脾补气。用于治疗咳嗽、气喘、肺胀满、胸痛、肩背痛。

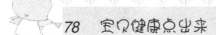

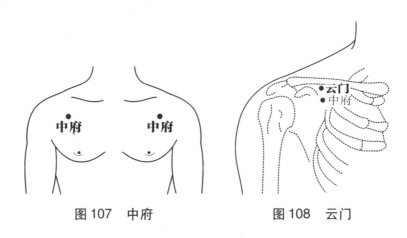

图107　中府　　　　　　　图108　云门

13. 云门

【位置】　云门在胸前壁外上方，肩胛骨喙突上方，锁骨下窝（胸大肌与三角肌之间）凹陷处（图108）。

【操作】　术者以两手四指扶患儿两胁，再以两拇指于穴位处揉30～50次，称为揉云门。

【作用】　揉云门：清肺除烦，止咳平喘，通利关节。用于治疗胸中热、胸中烦满、咳嗽、气喘、肩臂痛、上肢不举。

14. 期门

【位置】　期门位于胸部，乳头直下，第六肋间隙，前正中线旁开4寸（图109）。

【操作】　术者以两手四指扶患儿两胁，再以两拇指于穴位处揉30～50次，称为揉期门。

【作用】　揉期门：健脾疏肝，理气活血。用于治疗胸胁胀满疼痛、呕吐、呃逆、吞酸、腹胀、泄泻、饥不欲食、胸中热、喘咳、奔豚、疟疾、伤寒热入血室。

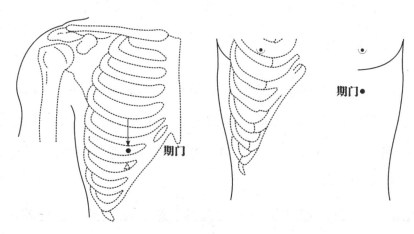

图 109　期门

15. 章门

【位置】　章门位于第十一肋游离端的下方（图 110）。

【操作】　术者以两手四指扶患儿两胁，再以两拇指于穴位处揉 30～50 次，称为揉章门。

【作用】　揉章门：疏肝健脾，理气散结，清利湿热。主治腹痛、腹胀、泄泻、胁痛、痞块。此穴为脏会穴，统治五脏疾病。

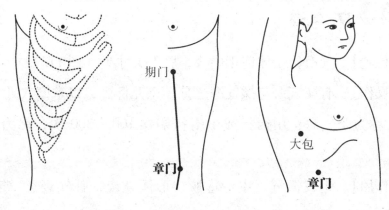

图 110　章门

16. 建里

【位置】 建里在上腹部前正中线上，当脐中上 3 寸（图 111）。

【操作】 有揉建里和摩建里之分。患儿仰卧，术者用指端或掌根按揉建里 100～300 次，称为揉建里。术者用掌心或四指摩建里 5 分钟，称为摩建里。

【作用】 揉、摩建里可和胃健脾、通降腑气。主治胃脘疼痛、腹胀、呕逆、呕吐、食欲不振、身肿、胃扩张、胃下垂、胃溃疡、腹肌痉挛。

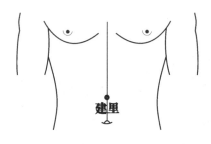

图 111　建里

17. 气海

【位置】 气海位于体前正中线，脐下 1 寸半（图 112）。

【操作】 有摩气海与揉气海之分。患儿仰卧，以掌摩穴处 2～3 分钟，称为摩气海；用拇指或中指指端揉 100～300 次，称为揉气海。

【作用】 生发阳气。主治虚脱、形体羸瘦、脏气衰惫、乏力、水谷不化、绕脐疼痛、腹泻、痢疾、便秘，小便不利、遗尿，疝气。

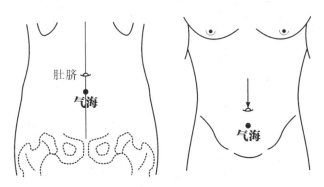

图 112 气海

18. 关元

【位置】 关元位于体前正中线，脐下 3 寸（图 113）。

【操作】 有摩关元与揉关元之分。患儿仰卧，以掌摩穴处 2 ~ 3 分钟，称为摩关元；用拇指或中指指端揉 100 ~ 300 次，称为揉关元。

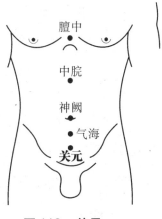

图 113 关元

【作用】 关元穴具有培元固本、补益下焦之功，凡元气亏损均可使用。临床上多用于泌尿、生殖系统疾患。

四、背腰骶部穴位

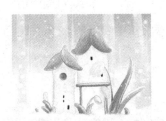

1. 肩井

【位置】 肩井又名膊井，在肩上，督脉大椎穴与肩峰连线之中点，肩部筋肉处，属足少阳胆经之经穴，系手足少阳、阳维之交会

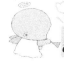

穴（图114）。

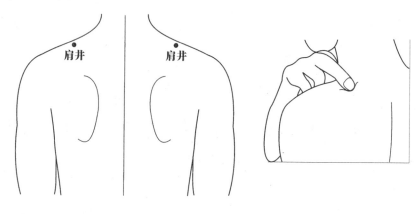

图 114　肩井

【操作】　有拿肩井、按肩井和揉肩井之分。拿肩井：患儿坐位，以双手拇指与示中两指相对着力，稍用力做一紧一松交替提拿该处筋肉 3～5 次，称为拿肩井；以拇指指端或中指指端着力，稍用力按压该处 10～30 次，称为按肩井；以拇指罗纹面或中指罗纹面着力，揉动 10～30 次，称为揉肩井；以拇指指甲着力掐该处 3～5 次，称为掐肩井。若一边揉肩井，一边屈伸其上肢，即为复式操作法中的总收法。

【作用】　本法宣通气血，解表发汗，通窍行气。常用于治疗感冒、惊厥，上肢抬举不利、肩背痛、项强等病症。

2. 大椎

【位置】　大椎又名百劳，在后正中线，第七颈椎棘突与第一胸椎棘突之间凹陷处，属督脉之经穴，系手足三阳与督脉之交会穴（图115）。

【操作】　有按大椎、揉大椎、捏挤大椎、拧大椎、刮大椎之分。

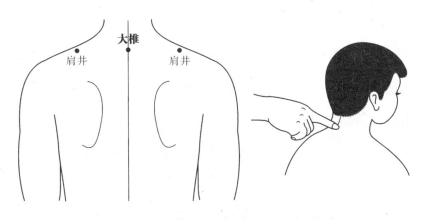

图 115　大椎

用拇指或中指指端按压大椎 30 ~ 50 次，称为按大椎；用拇指、中指指端或罗纹面或掌根着力，揉动大椎 30 ~ 50 次，称为揉大椎；用双手拇指与示指对称着力，用力将大椎穴周围的皮肤捏起，进行挤捏，至局部皮肤出现紫红瘀斑为度，称为捏挤大椎；用屈曲的示、中二指蘸水，在大椎穴上提挤其肌肤，至局部皮肤出现紫红瘀斑为度，称为拧大椎；用汤匙或钱币之光滑边缘蘸水或油，在大椎穴上下刮之，至局部皮肤出现紫红瘀斑为度，称为刮大椎。

【作用】　清热解表，通经活络。按揉大椎常用于治疗感冒发热、项强等病症。捏挤、提拧大椎对百日咳有一定的疗效。刮大椎用于治疗中暑、发热。

🌷🌷 3. 风门

【位置】　风门又名热府，在第二胸椎棘突下，督脉旁开 1.5 寸处。属足太阳膀胱经的经穴，系足太阳与督脉之交会穴（图 116）。

【操作】　用拇指指端或罗纹面、或示中二指的指端与罗纹面着力，在一侧或两侧风门穴上做按法或揉法 20 ~ 50 次，称为按风门、揉风门。

【作用】 按揉风门可解表通络。多与清肺经、揉肺俞、推揉膻中等相配合,用于治疗外感风寒、咳嗽气喘、骨蒸潮热、盗汗、背腰肌肉疼痛等病症。

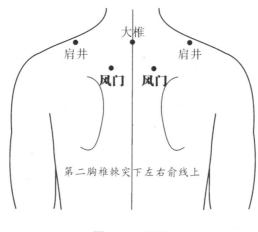

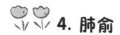

图 116 风门

4. 肺俞

【位置】 肺俞别名肩中外俞,在第三胸椎棘突下,督脉身柱穴旁开 1.5 寸处。属足太阳膀胱经的经穴,系肺之背俞穴(图 117)。

【操作】 有揉肺俞、推肺俞(分推肩胛骨)之分。以两手拇指或一手之示、中二指的指端或罗纹面着力,同时在两侧肺俞穴上揉动 50~100 次称为揉肺俞;以两手拇指罗纹面着力,同时从两侧肩胛骨内上缘自上而下推动 100~300 次,称为推肺俞或称分推肩胛骨。以示、中、无名指三指指面着力,擦肺俞部至局部发热,称为擦肺俞。

【作用】 益气补肺,止咳化痰。揉肺俞、分推肩胛骨能调肺气,补虚损，止咳嗽，多与推攒竹、分推坎宫、运太阳、揉耳后高骨等相配合，常用于治疗呼吸系统疾病，如外感发热、咳嗽、痰鸣等病症；如久咳不愈时可加推脾经以培土生金，或揉肺俞时可加少许盐粉，以增强效果。风寒咳嗽、寒喘用揉肺俞或擦肺俞；风热咳嗽、热喘用分推肺俞。

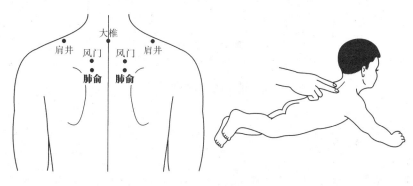

图 117　肺俞

5. 脾俞

【位置】　脾俞在第十一胸椎棘突下，督脉脊中穴旁开 1.5 寸处。属足太阳膀胱经的经穴，系脾之背俞穴（图 118）。

【操作】　以拇指罗纹面着力，在一侧或两侧脾俞穴上揉动 50～100 次，称为揉脾俞。

【作用】　揉脾俞：健脾和胃，消食祛湿。常用于治疗呕吐、腹泻、疳积、食欲不振、黄疸、水肿、慢惊、四肢乏力等病症。常与推脾经、揉足三里等相配合，用于治疗脾胃虚弱、乳食内伤、消化不良等病症。并能治疗脾虚所引起的气虚、血虚、津液不足等。

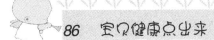
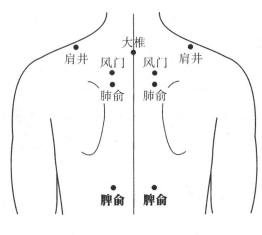

图 118 脾俞

6. 肾俞

【位置】 肾俞在第二腰椎棘突下，督脉命门穴旁开 1.5 寸处。属足太阳膀胱经的经穴，系肾之背俞穴（图 119）。

【操作】 以拇指罗纹面着力，在肾俞穴上揉动 50 ~ 100 次，称为揉肾俞。

【作用】 揉肾俞：滋阴壮阳，补益肾元。常用于治疗腹泻、便秘、哮喘、少腹痛、下肢痿软乏力等病症。

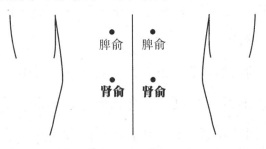

图 119 肾俞

7. 腰俞

【位置】 腰俞又名腰眼，在第三四腰椎棘突间旁开 3 ~3.5 寸凹陷处。另有人认为在第四腰椎棘突下旁开 3.5 ~4 寸凹陷处。属经外奇穴（图 120）。

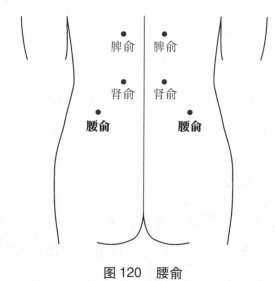

脾俞　脾俞

肾俞　肾俞

腰俞　　　**腰俞**

图 120　腰俞

【操作】 以双手拇指指端或罗纹面着力，按揉两侧腰俞穴 15 ~30 次，称为按腰俞或揉腰俞。

【作用】 按腰俞：通经活络。多用于治疗腰痛、下肢瘫痪、泄泻等病症。

8. 中枢

【位置】 中枢在第十胸椎棘突下，属督脉的穴位（图 121）。

【操作】 有按中枢与揉中枢之分。以拇指端着力，按压中枢穴 3 ~5 次，称为按中枢；用拇指或中指罗纹面着力，在中枢穴上揉动 30 次左右，称为揉中枢。

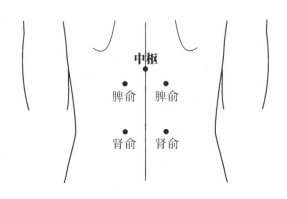

图 121　中枢

【作用】　按揉中枢：健脾和胃，舒筋活络。常用于治疗胃痛、腰痛、胆囊炎等病症。

9. 七节骨

【位置】　七节骨自第四腰椎（督脉腰阳关穴）至尾椎骨端（督脉长强穴），成一直线。另有人认为自第二腰椎（督脉命门穴）至尾椎骨端（长条强穴），成一直线（图122）。

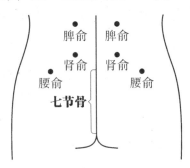

图 122　七节骨

【操作】　有推上七节骨与推下七节骨之分。以拇指罗纹面桡侧或示、中二指罗纹面着力，自下向上做直推法100～300次，称为推上七节骨（图123）；若自上向下做直推法100～300次，称为推下七节骨。

【作用】 温阳止泻，泻热通便。推上七节骨多用于治疗虚寒腹泻或久痢等病症，还可用于治疗气虚下陷、遗尿等病症。推下七节骨多用于治疗腰热便秘或痢疾等病症。

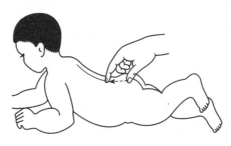

图 123　推上七节骨

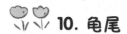 **10. 龟尾**

【位置】 龟尾又名长强，在尾椎骨端，属督脉的经穴，或在尾骨端与肛门连线之中点处，系督脉络穴。但小儿推拿习惯取尾骨端（图 124）。

【操作】 有揉龟尾与掐龟尾之分。以拇指指端或中指指端着力，在龟尾穴上揉动 100 ~ 300 次，称为揉龟尾（图 125）；用拇指爪甲掐 3 ~ 5 次，称为掐龟尾。

【作用】 揉掐龟尾：通调督脉，调理大肠。治疗泄泻、便秘、脱肛、遗尿等病症。龟尾穴性平和，既能止泻又能通便，以治疗腹泻、便秘等症。

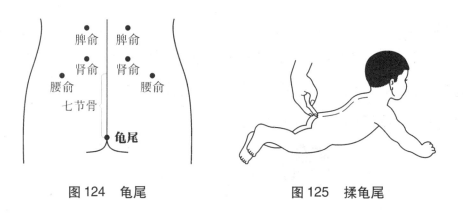

图124　龟尾　　　　　　　　　图125　揉龟尾

11. 脊柱

【位置】　脊柱在后正中线上，自第一胸椎（大椎穴）至尾椎端（龟尾穴），成一直线。穴呈线状，属督脉，系小儿推拿之特定穴。

【操作】　有推脊、捏脊和按脊之分。以示、中二指罗纹面着力，自上而下在脊柱穴上做直推100～300次，称为推脊（图126）；以拇指与示、中二指呈对称着力，自龟尾开始，双手一紧一松交替向上挤捏推进至大椎穴处，反复操作3～7遍，称为捏脊；以拇指罗纹面着力，自大椎穴向下依次按揉脊柱骨至龟尾穴3～5遍，称为按脊。

【作用】　本法可调阴阳，和脏腑，理气血，通经络。常用于治疗发热、惊风、夜啼、疳积、腹泻、腹痛、呕吐、便秘等病症。捏脊法单用称捏脊疗法，不仅可用于治疗小儿腹泻、疳积等病症，还可用于治疗成人的失眠、肠胃病、月经不调等。捏脊法具有强健身体的功能，是小儿保健推拿常用的手法之一。推脊柱自上而下，有清热的作用，用于治疗发热、惊风等病症。按脊法用于治疗腰背强痛、角弓反张、下焦阳气虚弱等病症。

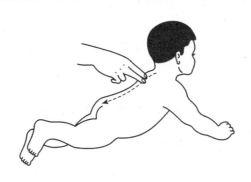

图 126　推脊

12. 定喘

【位置】　第七颈椎棘突下定大椎穴，大椎穴旁开 0.5 寸处即为该穴（图 127）。

【操作】　术者用拇指指端或罗纹面，或示、中二指的指端与罗纹面着力，在一侧或两侧定喘穴上做按法或揉法 20 ~ 50 次，称为按定喘、揉定喘。

【作用】　本法可止咳平喘，通宣理肺。现常用于治疗支气管哮喘、支气管炎、肺结核、百日咳、颈项部扭挫伤等。

13. 心俞

【位置】　心俞在背部，第五胸椎棘突下旁开 1.5 寸（图 128）。

【操作】　以拇指罗纹面着力，在一侧或两侧心俞穴上揉动 50 ~ 100 次，称为揉心俞。

【作用】　揉心俞可调理气血，疏通心脉，宁心安神。推按"心俞穴"可以治疗心经及循环系统疾病，如心痛、惊悸、咳嗽、吐血、失眠、盗汗、癫痫、胸痛、晕车、头痛、恶心等。

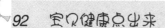

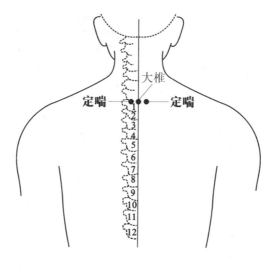

图 127　定喘

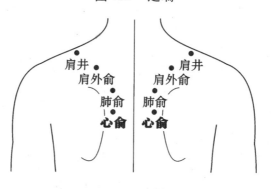

图 128　心俞

🌷🌷 14. 肝俞

【位置】　肝俞在背部，第九胸椎棘突下旁开 1.5 寸（图 129）。

【操作】　以拇指罗纹面着力，在一侧或两侧肝俞穴上揉动 50 ~ 100 次，称为揉肝俞。

【作用】　揉肝俞：疏肝利胆，有降火、止痉、退热、益肝明目、通络利咽、疏肝理气、行气止痛等功效。常用于治疗黄疸、胸胁胀痛、目疾、癫狂痫、脊背痛。

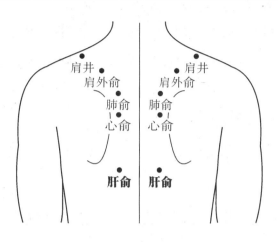

图129 肝俞

🌷🌷 **15. 厥阴俞**

【位置】 厥阴俞在背部，当第四胸椎棘突下，旁开1.5寸（图130）。

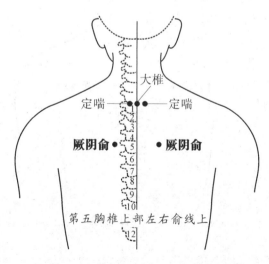

图130 厥阴俞

【操作】 以拇指罗纹面着力，在一侧或两侧厥阴俞穴上揉动50～100次，称为揉厥阴俞。

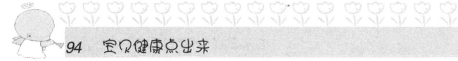

【作用】 揉厥阴俞：宽胸利气、宁心安神。用于治疗胸中膈气聚痛、逆气、呕吐、心痛、胸闷、咳嗽、两胛痛楚、烦躁等。

16. 膏肓俞

【位置】 膏肓俞在背部，第四胸椎棘突下，旁开 3 寸（图 131）。

【操作】 以拇指罗纹面着力，在一侧或两侧膏肓俞穴上揉动 50～100 次，称为揉膏肓俞。

【作用】 揉膏肓俞：补虚益损，调理肺气。为主治呼吸系统、泌尿生殖系统及各种慢性虚损性疾病的常用穴。

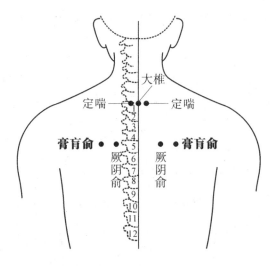

图 131　膏肓俞

17. 大肠俞

【位置】 大肠俞在腰部，当第四腰椎棘突下，旁开 1.5 寸（图 132）。

【操作】 以拇指罗纹面着力，在一侧或两侧大肠俞穴上揉动50～100次，称为揉大肠俞。

【作用】 揉大肠俞：理气降逆，调和肠胃。用于治疗运动系统、消化系统、外科系统、神经系统、泌尿生殖系统疾病，如肠炎、痢疾、便秘、小儿消化不良、遗尿、肾炎等。

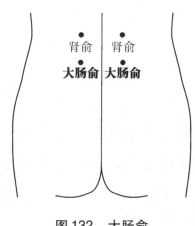

图 132　大肠俞

18. 膀胱俞

【位置】 膀胱俞在骶部，当骶正中嵴旁 1.5 寸，平第二骶后孔（图 133）。

【操作】 以拇指罗纹面着力，在一侧或两侧膀胱俞穴上揉动50～100次，称为揉膀胱俞。

【作用】 揉膀胱俞：利水通淋，清热利湿，通经活络。主治腹泻、肠炎、便秘、痢疾、膀胱炎、遗尿。

19. 命门

【位置】 命门在腰部，当后正中线上，第二腰椎棘突下凹陷中

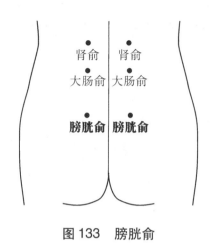

图 133　膀胱俞

（图 134）。

【操作】　有按命门与揉命门之分。以拇指指端着力，按压命门穴 3 ~ 5 次，称为按命门；用拇指或中指罗纹面着力，在命门穴上揉动 30 次左右，称为揉命门。

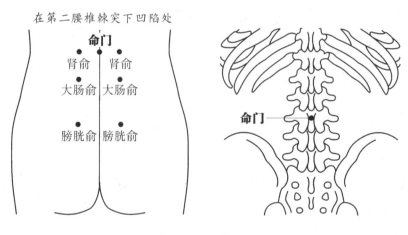

图 134　命门

【作用】　按揉命门：主治虚损腰痛、脊强反折、遗尿、尿频、泄泻、头晕耳鸣、癫痫、惊恐、手足逆冷。

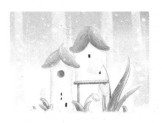

五、下肢部穴位

1. 箕门

【位置】 箕门又名足膀胱，在大腿内侧，膝盖上缘至腹股沟成一直线。箕门属小儿推拿的特定穴，穴呈线状；足太阴脾经的箕门穴为点状，位置在血海穴上6寸，当缝匠肌的内侧缘处。有左为膀胱，右为命门之说（图135）。

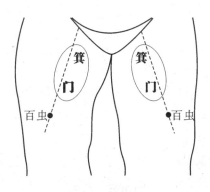

图135 箕门

【操作】 有推足膀胱与拿足膀胱之分。以示、中二指罗纹面着力，自膝盖内侧上缘向上直推至腹股沟处100～300次，称为推足膀胱或称推箕门；以拇指与示、中二指相对着力，提拿该处肌筋3～5次，称为拿足膀胱或称为拿箕门。

【作用】 利尿、清热。常用于治疗癃闭，小便赤涩不利，尿闭，水泻及该处痿软无力等病症。推箕门性平和，有较好的利尿作用，用于治疗尿潴留、心经有热的小便赤涩不利等病症。

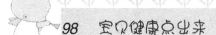
🌷🌷 2. 百虫

【位置】 百虫，在膝上内侧肌肉丰厚处，当髌骨内上缘 2 寸处。属足太阴脾经的经穴（图 136）。

【操作】 有按揉百虫与拿百虫之分。以拇指指端或罗纹面的前 1/3 处着力，稍用力按揉百虫 10 ~ 30 次，称为按揉百虫；用拇指与示、中二指指端着力，提拿百虫 3 ~ 5 次，称为拿百虫。

【作用】 按揉及拿百虫可通经活络，平肝熄风。常用于治疗四肢抽搐、下肢痿躄不用、惊风抽搐。

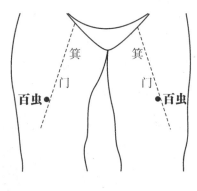

图 136　百虫

🌷🌷 3. 膝眼

【位置】 膝眼又名鬼眼，在髌骨下缘，髌韧带内外侧凹陷中。外侧凹陷称外膝眼，又称犊鼻，属足阳明胃经；内侧凹陷称内膝眼，又名膝目，属经外奇穴（图 137）。

【操作】 有按膝眼、揉膝眼与掐膝眼之分。以拇指指端着力，或用拇、示二指端同时着力，稍用力按压一侧或内外两侧膝眼穴 10 ~ 20 次，称为按膝眼；以一手或两手拇指罗纹面着力，揉动一侧或两侧膝眼穴 50～100 次，称为揉膝眼；若用拇指指甲掐一侧或两侧膝眼穴 3～5 次，称为掐膝眼。

【作用】 通经活络，熄风止搐。常用于治疗下肢痿软无力、惊风抽搐、膝痛等病症。

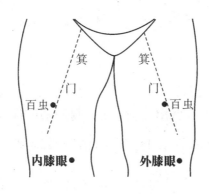

图 137　膝眼

🌷🌷 4. 足三里

【位置】 足三里又名三里，在外膝眼下 3 寸，距胫骨前嵴约一横指处，当胫骨前肌上。属足阳明胃经，系本经合穴（图 138）。

【操作】 以拇指指端或罗纹面着力，稍用力按揉 20～100 次，称为按揉足三里（图 139）。

【作用】 健脾和胃，调中理气，导滞通络，强壮身体。常用于治疗腹胀、腹痛、呕吐、泄泻等消化系统疾病及下肢痿软乏力等病症。常与捏脊、摩腹等相配

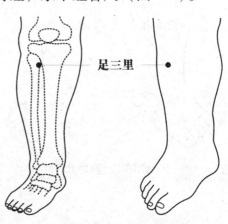

图 138　足三里

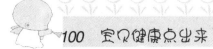
合，作为小儿保健常用手法。

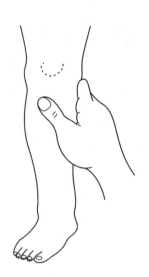

图 139　按揉足三里

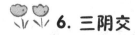 5. 前承山

【位置】　前承山又名条口，在前腿胫骨旁，与后承山相对处，约当膝下 8 寸，上巨虚穴下 2 寸（图 140）。

【操作】

有掐前承山与揉前承山之分。以拇指指甲掐该穴 3～5 次，称为掐前承山；用拇指罗纹面揉该穴 30 次左右，称为揉前承山。

【作用】　熄风定惊，行气通络。常用于治疗惊风、下肢抽搐、下肢痿软无力等病症。但掐、揉本穴主要治疗惊风抽搐。

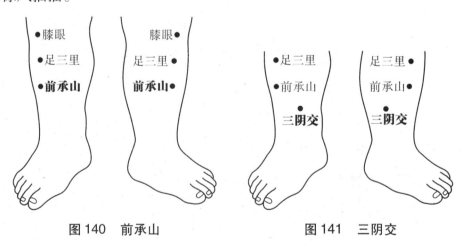

图 140　前承山　　　　　　图 141　三阴交

6. 三阴交

【位置】　三阴交穴在内踝高点直上 3 寸，当胫骨内侧面后缘处，

属足太阴脾经的经穴，系足三阴经之交会穴（图141）。

【操作】 有按三阴交和推三阴交之分。以拇指或示指、中指的罗纹面着力，稍用力按揉20～50次，称为按揉三阴交；用拇指罗纹面着力，做自上而下或自下而上的直推法约100～200次，称为推三阴交。

【作用】 通血脉，活经络，疏下焦，利湿热，通调水道，亦能健脾胃，助运化。主要用于治疗泌尿系统疾病，多用于治疗遗尿、癃闭等病症，以及下肢痹痛、瘫痪、惊风、消化不良等病症。

🌷🌷 7. 解溪

【位置】 解溪又名解谷。在踝关节前横纹中点，当趾长伸肌腱与拇长伸肌腱两筋之间的凹陷中。属足阳明胃经的经穴，系本经五输穴之经穴（图142）。

【操作】 有掐解溪与揉解溪之分。以拇指指甲掐解溪3～5次，称为掐解溪；用拇指指端或罗纹面着力，揉动50～100次，称为揉解溪。

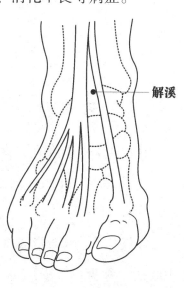

图142 解溪

【作用】 解痉，止吐泻。常用于治疗惊风、吐泻、踝关节屈伸不利、足下垂等病症。

🌷🌷 8. 大敦

【位置】 大敦又名水泉，在足大趾外侧，距趾甲根角0.1寸处，属足厥阴肝经的起始经穴，系本经井穴（图143）。

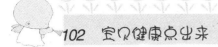
【操作】 以拇指指甲着力，掐大敦穴 5～10 次，称掐大敦。

【作用】 解痉熄风。常与掐十宣、掐老龙等相配合，以治疗惊风、四肢抽搐等病症。

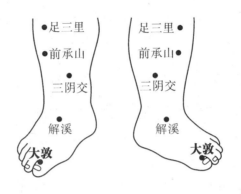

图 143 大敦

9. 丰隆

【位置】 丰隆在外踝尖上 8 寸（当外膝眼与外踝尖连线之中点），胫骨前缘外侧（距胫骨前嵴约二横指，即 1.5 寸），胫腓骨之间（图 144）。

【操作】 以拇指或中指指端着力，稍用力在丰隆穴上揉动 50～100 次，称为揉丰隆。

【作用】 和胃气，化痰湿。临床上多与揉膻中、运内八卦等相配合，用于治疗痰涎壅盛、咳嗽、气喘等病症。

10. 内庭

【位置】 内庭在第二跖趾关节前方，当第二三趾缝间的纹头处（图 145）。

【操作】 以拇指指甲着力，稍用力在内庭穴上掐 3～5 次，称为

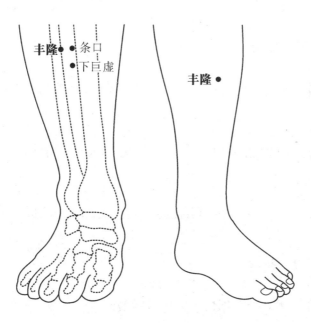

图 144　丰隆

掐内庭。

【作用】　掐内庭：开窍、止搐。主要用于治疗惊风。

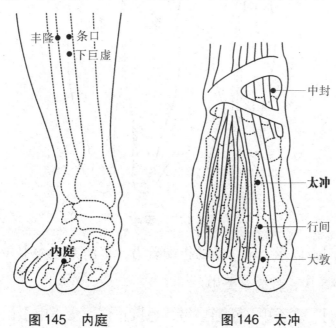

图 145　内庭　　　　图 146　太冲

11. 太冲

【位置】 太冲在足背第一二跖骨结合部之前方凹陷处（趾缝间上1.5寸），当拇长伸肌腱外缘处（图146）。

【操作】 以拇指指甲着力，稍用力在太冲穴上掐3~5次，称为掐太冲。

【作用】 掐太冲：平肝熄风。主要用于治疗惊风。

12. 委中

【位置】 委中在腘窝正中央，横纹中点，股二头肌腱与半腱肌腱的中间（图147）。

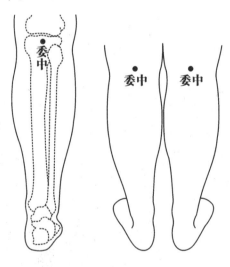

图147 委中

【操作】 以示、中二指的指端着力，稍用力在委中穴抠拨该处的筋腱3~5次，称为拿委中。

【作用】 拿委中：疏通经络，熄风止痉。拿委中多用于治疗惊风抽搐、下肢痿软无力；若用挤捏法或扯法至局部出现痧痕瘀斑，则多用于治疗中暑、痧症等。

13. 后承山

【位置】 后承山又名承山，在委中穴直下8寸，即委中与平昆仑处跟腱连线之中点，当腓肠肌交界之尖端，人字形凹陷处（图148）。

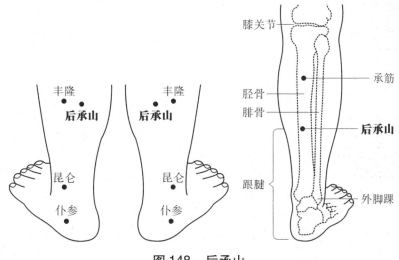

图148 后承山

【操作】 以示、中指指端着力，稍用力在后承山穴按拨该处的筋腱约3~5次，称为拿后承山。

【作用】 拿后承山：通经活络，止痉熄风。拿后承山常与拿委中等相配合，有止抽搐，通经络之作用，以治疗惊风抽搐、下肢痿软、腿痛转筋等病症。

14. 仆参

【位置】 仆参在昆仑下，外踝后下方，跟骨外侧下赤白肉际凹陷中（图149）。

【操作】 有拿仆参和掐仆参之分。以拇指与示、中二指相对着力，稍用力在仆参穴上拿捏3~5次，称为拿仆参；以拇指爪甲着力，稍用力在仆参穴上掐压3~5次，称为掐仆参（图150）。

【作用】 掐拿仆参：益肾健骨，舒筋活络，安神定志。主要用于治疗腰痛、足跟痛、昏厥、惊风、足痿不收等病症。

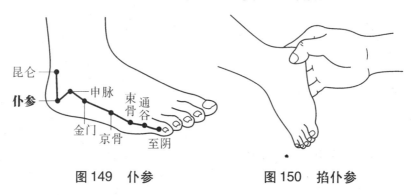

图149 仆参　　　　　图150 掐仆参

15. 昆仑

【位置】 昆仑又名上昆仑，在跟腱与外踝尖中点之凹陷处（图151）。

【操作】 以拇指指甲着力，稍用力在昆仑上掐3~5次，称为掐昆仑。

【作用】 掐昆仑：解肌通络，强腰补肾。掐昆仑主要治疗头痛、惊风、腰痛，下肢痉挛、跟腱挛缩、足跟痛、足内翻等病症。

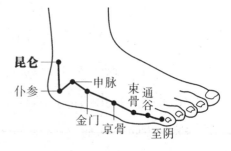

图151 昆仑

16. 涌泉

【位置】 涌泉在足掌心前 1/3 与后 2/3 交界处的凹陷中。属足少阴肾经的起始经穴，系本经井穴（图 152）。

【操作】 有推涌泉、揉涌泉和掐涌泉之分。以拇指罗纹面着力，向足趾方向做直推法或旋推法 100～400 次，称为推涌泉；以拇指罗纹面着力，稍用力在涌泉穴上揉 30～50 次，称为揉涌泉（图 153）；以拇指指甲着力，稍用力在涌泉穴上掐 3～5 次，称为掐涌泉。

【作用】 滋阴、退热。推涌泉能引火归元，退虚热，以治疗五心烦热、烦躁不安、夜啼等病症；与退六腑、清天河水等相配合，可用于退实热。揉涌泉能治吐泻，左揉止吐，右揉止泻；掐涌泉能治惊风。

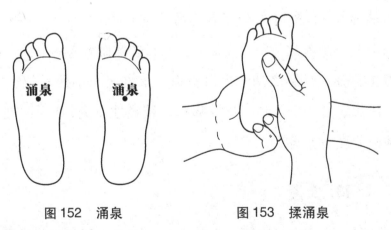

图 152 涌泉　　　　　　　图 153 揉涌泉

17. 血海

【位置】 血海在大腿内侧，髌底内侧端上 2 寸，当股四头肌内侧头的隆起处；屈膝取穴（图 154）。

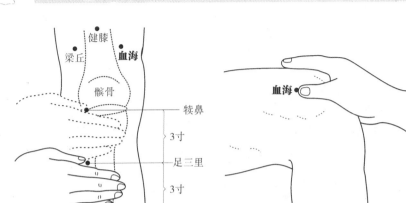

图 154　血海

【操作】 患儿屈膝，医者以左手掌心按于患者右膝髌骨上缘，二至五指向上伸直，拇指约呈45°角斜置，拇指尖下是穴。对侧取法仿此。有按揉血海与拿血海之分。以拇指指端或罗纹面的前1/3处着力，稍用力按揉血海10～30次，称为按揉血海；用拇指与示、中二指指端着力，提拿血海3～5次，称为拿血海。

【作用】 血海穴为治疗血症的要穴，按揉血海穴具有活血化瘀、补血养血、引血归经之功。主治贫血、睾丸炎、小便淋涩、气逆、腹胀、风疹、瘾疹、湿疹、皮肤瘙痒、神经性皮炎、丹毒、股内侧痛、膝关节疼痛等病症。

18. 太溪

【位置】 太溪在足内侧，内踝后方与脚跟骨筋腱之间的凹陷处（图 155）。

【操作】 有拿太溪和掐太溪之分。以拇指与示、中二指相对着力，稍用力在太溪穴上拿捏3～5次，称为拿太溪；以拇指指甲着力，稍用力在太溪穴上掐压3～5次，称为掐太溪。

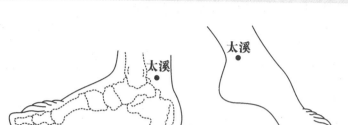

图 155　太溪

【作用】　滋阴益肾，壮阳强腰。主治头痛目眩、咽喉肿痛、牙痛、耳聋、耳鸣、咳嗽、气喘、胸痛咳血、消渴、失眠、健忘、小便频数、腰脊痛、下肢厥冷、内踝肿痛、手脚冰冷、掉发等。

19. 阴陵泉

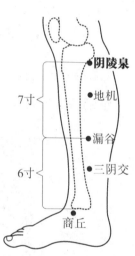

图 156　阴陵泉

【位置】　阴陵泉在人体的小腿内侧，膝下胫骨内侧凹陷中，与阳陵泉相对（或当胫骨内侧髁后下方凹陷处）（图 156）。

【操作】　以示、中二指指端着力，稍用力在阴陵泉按拨该处的筋腱 3~5 次，称为拿阴陵泉。

【作用】　拿阴陵泉：清利温热，健脾理气，益肾调经，通经活络。用于治泌尿生殖系统疾病，如遗尿、尿潴留、尿失禁、尿路感染、肾炎；消化系统疾病，如腹膜炎、消化不良、腹水、肠炎、痢疾；其他，如失眠、膝关节炎、下肢麻痹。

20. 光明

【位置】　光明在小腿外侧，当外踝尖上 5 寸，腓骨前缘（图

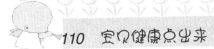

157）。

【操作】 以拇指或中指指端着力，稍用力在光明穴上揉动 50 ~ 100 次，称为揉光明。

【作用】 揉光明：清肝明目、消胀止痛。光明穴是治疗眼睛疾病的要穴，主要治疗目痛、夜盲、下肢痿软、胫热膝痛、颊肿等。

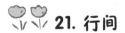 **21. 行间**

【位置】 行间在足背侧，当第一、二趾间，趾蹼缘的后方赤白肉际处（图 158）。

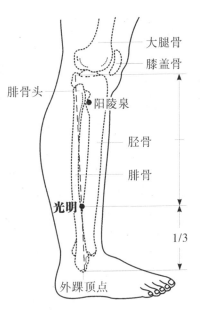

图 157　光明

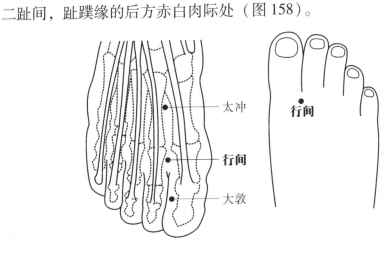

图 158　行间

【操作】 以拇指指甲着力，稍用力在行间穴上掐 3 ~ 5 次，称为掐行间。

【作用】 行间属火，为肝经的子穴，最善治头面之火，如目赤肿痛、面热鼻血等。还用于治头痛、目眩、目赤肿痛、青盲、口㖞、胁痛、疝气、小便不利、癫痫、中风、心里烦热、燥咳失眠等，眼睛胀痛掐此穴尤为有效。

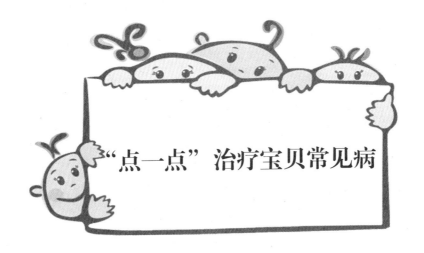

感　冒

80% ~ 90%的感冒是由病毒引起的，能引起感冒的病毒有200多种；而另外10% ~ 20%的感冒是由细菌引起的。1岁以内的婴儿由于免疫系统尚未发育成熟，所以更容易患感冒。

孩子一年患上5 ~ 6次感冒是属于比较普遍的。感冒的典型症状包括：流鼻涕、鼻子堵塞、咳嗽、嗓子疼、疲倦、没有食欲、发热。1岁以内的婴儿感冒，常常会出现发热（体温超过38℃）、咳嗽、眼睛发红、嗓子疼、流鼻涕。感冒的宝宝常常会出现食欲下降。6个月内的宝宝，由于还不会在鼻子完全堵塞的情况下进行呼吸，所以常常会出现吃奶和呼吸困难。一般，感冒将持续7 ~ 10天，小宝宝有时可持续2周左右。咳嗽往往是最晚消失的症状，它往往会持续几周。经常和大孩子一起玩耍的婴儿，通常要得6 ~ 10次感冒，甚至整个冬天都在不停地流鼻涕。

采用点穴推拿治疗感冒，具有见效快、疗效好、无毒副作用和方便易行等优点，下面就看我们如何用"点一点"解决这个问题的吧？

操作方法

第一步：让患儿取坐位，术者立于患儿前侧，用大鱼际揉整个前额部，3～5分钟。

第二步：用分法、合法施于前额，抹眼眶上下缘各5～10次。

第三步：以双手拇指罗纹面按揉左右太阳、迎香各30～50次。

第四步：用扫散法在头颞部治疗，即用拇指桡侧部或其余四指指端快速地来回推抹头颞部，有疏散风邪等作用。常用于头痛等症。左右同时进行，操作30～50次。

第五步：从前发际开始向后，用五指拿法，左右交替5～10次。

第六步：拿风池穴，并从风池穴缓慢向下移动拿颈项两侧肌肉直至颈根部，往返重复5～10次。

第七步：按揉合谷30～50次。

第八步：拿肩井3～5次，结束治疗。

随机应变

（1）如果伴随寒战、发热、无汗、头痛、流清涕、喷嚏等症状，就按揉项部枕骨和颈部交界处（包括风府、风池等穴），用小鱼际擦背部膀胱经（背部膀胱经位于脊椎左右各旁开1.5寸或3寸。经常

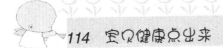
按压这些部位可以调节脏腑功能，改善过敏体质），以皮肤潮红为度。

（2）如果伴随发热、恶风、头痛，鼻塞、流黄浊涕，咽肿痛，咳嗽，舌边尖红、苔微黄的表现，就按揉百会、曲池穴1～2分钟。

（3）如果伴随头昏胀重，鼻塞流涕，恶寒发热，热势不畅，无汗或少汗，胸闷泛恶，舌苔黄腻等表现，可按揉心俞、脾俞、胃俞、丰隆各5分钟，按揉腹部5分钟，拿三阴交3分钟。

（4）如果出现恶寒重、无发热、无汗、神倦、苔白，则按揉肾俞、命门、足三里，每穴2分钟；重者点按合谷、太阳、肺俞，每穴1分钟。

养护小贴士

（1）感冒期间注意让宝宝多休息，多饮开水。

（2）起居注意顺应季节变化，春捂秋冻还是很有道理的。

（3）加强体育锻炼，增强体质。

（4）在感冒流行期应避免去公共场所，增强自我保健意识。

（5）可用闪罐法拔火罐，选大椎、身柱、大杼、肺俞。

（6）可以取苏叶3～6克，生姜3克，洗净切碎，放入茶杯内，冲入沸水200～300毫升，加盖泡10分钟，再放入红糖15克搅匀，趁热饮用。具有解表散邪的功效，适用于感冒初起。

（7）可以取葱白、生姜各30克，食盐5克，共捣成糊状，用纱布包好，涂擦胸背、肘腘窝及手足心。一般有解表散邪的功效，涂擦后15分钟左右会有汗出，感冒诸症可以消除。

发　热

相信每一个人都有过发高热的经历。额头滚烫、头晕目眩，严重时不仅浑身疼痛，甚至热到意识模糊、发生抽搐。人的正常体温约 37 ℃左右。除非体温超过 38.5 ℃（成年人）或 39 ℃（小孩），否则无需太过紧张。

一般来说，作为应急措施，对于发高热可以采用以下办法：

（1）用温水或凉水蘸到手指头上，清天河水 100～500 次。

（2）清肺经 100～500 次：手无名指指腹，从手指近端向远端推。

（3）开天门 30～50 次：用拇指推攒竹至发际（推到发红，不要把宝宝的皮肤推破），很多时候几分钟之内就能让宝宝的体温迅速降下来。作为应急措施，这是一个不错的选择。

如果你身边没有十分信赖的专家，又想得到专家般的治疗，该怎么办呢？

对于感冒导致的发热，我们也可以根据宝宝的表现，有针对性地选择不同的点穴、推拿方法：

如果宝宝出现寒战、低热、无汗、头痛、四肢关节酸痛、鼻塞、流清涕、咳嗽、咳痰清稀，舌质淡、苔薄白可以：①中指指端揉重推三关穴 500 次。②拇指揉外劳宫 100 次。③双手提拿肩井穴部位肌肉 5～7 次。④用示指、中指揉二扇门 50 次，揉时要稍用力，速

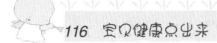
度宜快。

随机应变

要是宝宝出现以下情况，则处理方法就有所不同了：

（1）宝宝以发热为主，微恶风或恶寒，咽痛，口干，有汗，面红，鼻塞，流黄色鼻涕，咳嗽痰黄，舌边尖红，苔薄黄，那么就要采取以下措施：①清肺经（无名指掌面）300次。②清天河水100次。③以中指指端按揉大椎穴（第七颈椎与第一胸椎棘突之间）1～3分钟，或者拇指与示、中、无名等指做对称用力，捏挤大椎10～15次。④以手掌横擦骶尾部，以皮肤潮红为度。⑤用两手拇指与示指相对用力捏拿肩井（在大椎与肩峰连线中点的肩部筋肉处）3～5次。

（2）如果宝宝伴随有咳嗽痰多，可用中指按揉天突穴（胸骨上窝正中）、用拇指指端揉丰隆穴各1分钟，或用拇指指端推小横纹100次，或用双手拇指指腹自膻中穴向外分推100次。

（3）如果伴有高热惊厥者，加清肺经300次，清心经300次，用拇指指腹自足跟向足尖推涌泉穴200次，清天河水500次。

（4）如果伴有食欲不振者，用拇指指端在大鱼际中点按揉板门（手掌大鱼际部）100次，用掌心或四指摩中脘3分钟，用拇指指端按揉足三里穴1分钟。

（5）如流鼻涕、咽痛等症状重者，点揉风池1分钟，按揉曲池1分钟，用拇指、示指对称拿合谷各1分钟，两拇指或两中指端分别在左右两太阳穴上揉动30次左右。

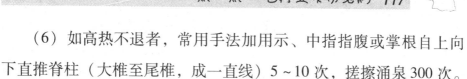

（6）如高热不退者，常用手法加用示、中指指腹或掌根自上向下直推脊柱（大椎至尾椎，成一直线）5～10次，搓擦涌泉300次。

（7）平素脾胃虚弱，食欲不振者，可加用：①补脾经100次，推三关100次。②用指端或掌根按揉中脘、足三里穴各1分钟。

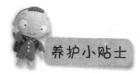
养护小贴士

高热本身不是疾病，而是一种症状，它提醒人的身体可能有疾病出现了。事实上，发热对身体有好处，它是体内抵抗感染的机制之一。我们的身体借由升高体温来调动自身的防御系统杀死外来病菌（一般来说，病菌在39℃以上时就会死亡），从而缩短患疾病时间。如果在感冒初起时（37～38.5℃）使用药物来退热，会使体内的细菌暂时变成假死状态，并使它们产生抗药性，一旦死灰复燃，往往更难治疗。

一些平素身体素质较差的宝宝经过推拿体温反而会升高，这时千万不要惊慌失措，只要宝宝精神状态好、眼神清亮、活动自如，那是属于机体反应增强的表现，待宝宝的身体完成了免疫系统的"升级"过程，体温自然就降下来了。

咳　嗽

咳嗽是小儿呼吸系统疾病中最常见的一个症状，可由多种病因引起。呼吸道急、慢性感染所致的小儿咳嗽在儿科临床中最为多见，这是因为小儿呼吸道血管丰富，气管、支气管黏膜较嫩，从而较易发展为炎症。咳嗽一年四季都可发生，但以春、冬季最为多见。

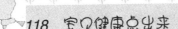

操作方法

（1）患儿仰卧，两手拇指分别在肺门揉捻（肺门在胸部正中线旁开1寸，胸骨柄、胸骨体连接部相平处，左右各一），以有酸胀感为度，并同时用双示指勾点天突穴（胸骨柄上缘凹陷处），持续用力，约1分钟；然后双手掌重叠，用掌根着力于膻中穴，缓慢揉动约0.5分钟。

（2）双手重叠，自膻中到剑突，向下擦约30次。

（3）用拇指分别在双中府、云门穴处，各揉捻1分钟。

（4）患儿取坐位，双上肢向后抱拢头颈，用双中指轻掐大椎穴，约1分钟。

（5）如果伴有疼痛、轻度恶寒等症状，可用拇指点揉列缺穴1分钟，拿合谷穴1分钟（用拇指、示指捏紧合谷穴）用力拿捏。

（6）患儿正坐或俯卧，用擦法施于背部两侧膀胱经约2分钟。

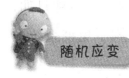

随机应变

（1）如果咳嗽声重、咳痰稀薄色白、寒战无汗、舌苔薄白，则拿肩井，以头部微微汗出为佳。

（2）如果咳嗽声粗、咳痰黏白或黄、咽痛、时有发热、微恶风寒、口微渴、舌尖红苔薄黄，则轻拍大椎、肺俞及背部压痛点3分钟，以局部潮红为度；按揉曲池、合谷两穴，以上肢酸沉为度；拿肩井2分钟。

（3）如果咳嗽气粗、痰多稠黄、口干烦热、舌红苔黄腻，则点揉天柱、肩井穴处，操作各 1 分钟；重按太冲、行间、三阴交，每穴 1 分钟。

（4）如果咳声重浊、痰多色白、胸闷脘痞、不思饮食、舌苔白腻，则按揉手三里、丰隆每穴 5 分钟，然后按揉章门穴 2 分钟。

（5）如果咳而无力、痰白清稀、少气懒言、语声低怯、面色淡白、自汗、畏寒畏风、舌淡嫩、边有齿痕，则补肾经 50 次、补脾经 50 次、推三关 50 次、揉外劳宫 30 次、推四横纹 100 次、补肺经 50 次、运内八卦 30 次，进而擦膻中、肺俞至局部发红，捏脊 7 次。

（6）如果干咳无痰，或痰少而黏，或痰中带血、不易咯出，口燥咽干，喉痒，声音嘶哑，形体消瘦，潮热，五心烦热，舌红少津，则补肺经 50 次、揉涌泉 50 次、补肾经 50 次、分手阴阳 30 次，以及擦膻中至局部发热、擦肺俞至局部发热、搓摩胁肋 10 次、点揉上马 50 次。

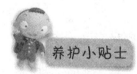

养护小贴士

（1）经常到户外活动，加强锻炼，增加宝宝抗病能力。

（2）避免感受风邪。

（3）注意休息，咳嗽重可影响睡眠，应保持室内安静，保证充足的睡眠。

（4）当宝宝正在咳嗽时，设法帮忙把痰咳出来。可以让他横向俯卧在妈妈膝上，然后有节奏地轻拍他的背部，不要太用力，鼓励孩子把咳出的痰都吐出来。

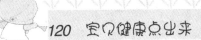

（5）宝宝咳嗽得很厉害时不宜让其玩耍得太疲劳，不然会加重咳嗽。要注意给宝宝保暖，尤其是脚心和头顶部不要受凉，以免反射性地使呼吸道抵抗力更为下降。同时，也不要让宝宝身体过热，衣服被汗水浸湿后更容易引起咳嗽。

（6）可用拔罐疗法：常取大椎、风门、肺俞、膏肓等穴，5分钟即可；慢性咳嗽可选用足三里针刺或者冬病夏治穴位贴敷的办法。

（7）如果是突发性呛咳，很可能是宝宝将食物或异物吸入咽喉，但还能呼吸，能讲话或哭出声。这时要鼓励宝宝咳嗽，千万别用手在其嘴里乱抠，以防异物越抠越深，以致把气道完全堵死。如果没有咳出东西，宝宝反复咳嗽或气喘，说明异物已到达呼吸道，立即送宝宝去医院及时取出异物。

（8）如果宝宝咳嗽频繁，并出现其他症状，如气促、高热等，则须及早去医院就诊。

哮　喘

哮喘是小儿时期常见的一种呼吸道疾病，以呼吸急促、喘鸣有声，甚则张口抬肩，难以平卧为特征。多在春秋二季发病，常反复发作，气候的骤变为发作的主要诱因。多数患儿经过积极的治疗，随生长发育到成熟期后，能逐渐康复。现代医学认为支气管哮喘的病因是与遗传因素中的过敏，激发因素中的吸入物，呼吸道的感染及寄生虫、气候、药物、饮食、精神因素等有关。

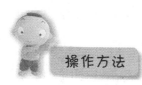

（1）发作期应急办法。

1）揉天突：用拇指按揉胸骨上小窝正中央凹陷处 50 次。

2）揉膻中：用拇指揉两乳头中间的膻中穴 100 次。

3）揉肺俞：用拇指揉第三胸椎棘突下旁开 1.5 寸的肺俞穴 100 次。

（2）缓解期的治疗和保健。

1）按揉定喘：用拇指按揉定喘穴 50 次。

2）揉肺俞：用拇指揉肺俞穴 100 次。

3）揉肾俞：用拇指揉肾俞穴 100 次。

4）捏脊：用拇、示、中三指自尾椎骨端由下而上三捏一提至大椎处，捏 5 遍。

哮喘不仅要在发作期抓紧治疗，缓解期亦当积极防治，以免迁延、贻误。若在发作之前推拿或运用冬病夏治原理，在伏天推拿可获得较好效果。

（1）如果出现喘急胸闷，咳嗽，略痰稀薄、色白，初起多兼恶寒、头痛、身痛，口不渴，伴苔薄白等，则直擦背部膀胱经，皮肤发红为度；拿肩井 1 分钟。

（2）如果出现喘促气粗，甚至鼻翼煽动，咳痰黄稠、口渴喜冷

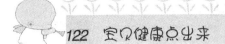

饮、胸闷烦躁、汗出，甚则发热面红、舌质红、苔黄，则轻拍背部膀胱经，以皮肤潮红为度；拿颈椎两侧，往返5~6遍。

（3）如果出现气喘咳嗽、痰多而黏、咯出不爽，甚则喉中有痰鸣声、胸中满闷、恶心纳呆、舌苔白腻，则横擦左侧背部，透热为度；按尺泽、内关、足三里、丰隆、中脘等穴，以酸胀为度。

（4）如果出现喘促气短、言语无力、咳声低弱、自汗畏风、舌质偏红，则横擦前胸上部及背部心俞、肺俞区域，均以透热为度；按揉两侧肺俞、脾俞、肾俞，每穴1~2分钟。

（5）如果喘促日久、呼长吸短，动则喘息更甚，气不得续，汗出，心悸不安，舌质淡，则直擦背部督脉及横擦腰部肾俞、命门，均以透热为度；按揉两侧肾俞、肺俞。

（6）若发热38℃以上，改用退六腑，清天河水；喘重改用逆运八卦；痰多去推四横纹加揉小横纹。

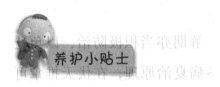
养护小贴士

（1）避风寒，慎起居。

（2）平素加强体育锻炼，提高机体免疫力。

（3）明确过敏原，尝试脱敏疗法。

（4）可用艾灸疗法：取肺俞、膏肓俞、脾俞。灸法：隔姜灸，每穴5壮，以不发泡、皮肤微红为度，每天1次，每年三伏天灸治1次，入冬可不发或减轻发作。

（5）穴位贴敷：将白芥子、元胡各21克，细辛、甘遂各12克，研末加姜汁制成。用于缓解期喘息型支气管炎和支气管哮喘，在伏

天贴于背部双侧肺俞、膏肓俞、膈俞穴，每 10 天贴敷 1 次，每年贴
3 次。

咽 痛

咽痛很多是发炎引起的，但小儿抗生素滥用可以导致"抗生素
脸"（两个颧骨部明显苍白，鼻根处隐隐发青，面部消瘦，远没有同
龄儿童红润明亮的色泽）、免疫力低下等问题，怎么办？用针刺拇指
尖的放血疗法对付咽痛很有效，但鉴于这种方法需要由专业医师操
作，平时在家里，可用指掐代替针刺，也有缓解效果。

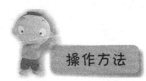

（1）掐、捏少商穴。建议每次持续 5 ~ 10 分钟，力度以患儿的
耐受程度为标准，既不能太轻也不要用力过大，把皮肤掐破。每天
可以进行 3 ~ 5 次，疼痛时进行效果最为明显。掐捏时，人体口腔中
一般会分泌不少津液，此时最好能慢慢咽下，有助于身体的康复。

这种方法主要适用于热毒引起的咽喉肿痛、红肿、吞咽困难等，
而对于那些慢性咽炎以及阴虚引起的咽喉疼痛则没有太大作用。先
找到拇指指甲角，在拇指指甲角的外上方约一韭菜叶宽处。

（2）用左手按住神庭穴、上星穴，右手按住百会穴、通天穴，
先顺时针按摩 72 次，再两手换位逆时针按摩 72 次。转速应稍快有
力。

（3）两拇指分别置于风池穴，示指、中指置于两大筋中沟里，
两拇指与示、中二指分别捏住颈椎两旁肌肉，从枕骨根部推下去拉

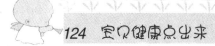
上来，一上一下为 1 次，共做 36 次。推拉要柔和，挤、掰要重。

（4）用右手中指指腹按摩天突穴 72 次，同时用左手拇指顶廉泉穴按摩 72 次，再两手换位做反方向动作。

（5）两手轻握拳，拇指微屈，用拇指背侧沿鼻翼沟向上推，经鼻通穴、睛明穴直抵眉骨，推上拉下为 1 次，共做 36 次。力度不可过重。

（6）用两手拇指指腹按摩印堂、太阳，每穴正反各按摩 36 次。印堂穴宜重，太阳穴宜轻。

（7）用两手中指指腹按摩中府、云门，每穴正反各按摩 72 次。

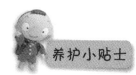

养护小贴士

（1）多风干燥的天气宝宝嗓子疼痛，可以吃荸荠来缓解：将鲜荸荠洗净、去皮、切碎，绞汁冷服，每次 150 克左右，不定时饮用；还可以将荸荠用水煮熟后直接食用，每天 2 次，每次吃 5～6 个即可。

（2）饮食上要注意清淡、避免辛辣刺激。多吃一些含维生素 C 的水果、蔬菜及富含胶原蛋白和弹性蛋白的东西，比如猪蹄、鱼、牛奶、豆类、动物肝脏、瘦肉等。早晚用淡盐水漱口，漱口后不妨再喝一杯淡盐水，为咽部杀菌，使咽部保持清洁和湿润，改善咽部的环境，预防细菌感染。坚持半年到一年，慢性咽炎就能得到非常有效的控制。

暑 热

暑热症又称夏季热，民间也称"疰夏"的，多见于周岁前后至两岁的小儿。6个月以下及2岁以上者少见。其发病特点与气候有密切关系，每到炎夏季节，即出现原因不明的持续性长期发热，常常2～3个月不退，体温常在38～40℃，随着气候变化而变。气温愈高，患儿体温也随之升高，而早晚气温低或天气转凉时，体温也随之下降，秋凉以后，多能自愈。有明显的口渴、多饮、多尿、汗闭等症状。有些患儿次年夏季可再发，甚至连续几年发病，但第二年的症状都较上一年的轻。本病在我国中部和南部地区较多见。

病初起时，一般情况良好，不显病容，或有消化不良或类似感冒的症状，但多不严重。高热时可见惊跳、嗜睡，但极少有惊厥、昏迷等严重症状。以后热度持久不退，食欲渐减，精神不佳，面色苍白少华，消瘦乏力，烦躁不安，开始出现慢性病容。

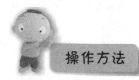

操作方法

由于目前一般家庭孩子少，对于宝宝的关注是家庭工作的"重中之重"，所以一般发展到慢性病容的很少见。对于这种情况，我们可以考虑用"点一点"及早将其消灭于无形之中：

（1）清天河水100次。

（2）退六腑至局部皮肤发红。

（3）揉天柱100次。

（4）捏脊5～7遍。

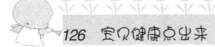

（5）用示、中、无名三指并拢，指腹轻揉大椎 3 分钟。

（6）掐揉二扇门 2 分钟。

（7）补肾经 5 分钟。

随机应变

（1）鼻塞不通的宝宝需要加揉迎香以开鼻窍。

（2）食欲不佳的宝宝则需要补脾经，揉中脘，摩腹以健脾。

（3）容易惊惕的宝宝则可以加掐十宣，揉小天心以镇惊。

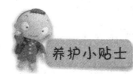

养护小贴士

（1）居室降温。打开门窗通风，或者打开电扇，让室内空气流通，使宝宝的居室温度降下来。注意不要长时间使用空调。

（2）温水浴。使用比宝宝体温低 3～4 ℃的温水洗浴，每天 2～3 次，每次持续 20～30 分钟。

（3）饮食调养也是宝宝成长过程中至关重要的一个环节。

1）乌梅白糖汤：大乌梅 6 枚、白糖 15 克，煮水当茶饮，酸甜可口，会很受宝宝喜欢。

2）西瓜汁：切开西瓜取其瓤，用纱布绞汁后喂服，或者直接让宝宝大快朵颐，就可获得清暑热、生津液之效果，达到降温之目的。

3）酸梅汤：这个市场上有成品，所以就不做过多的说明。

4）绿豆莲子粥：绿豆 30 克，莲子肉 50 克，糯米 50～100 克，白糖适量。先煮绿豆，至熟后加入莲子与糯米，煮烂成粥，放入白糖调味，每天分 3 次服。

5）清凉绿豆粥：绿豆 30 克，粳米 50 克，加水煮为稀粥，放少量白糖饮服。

6）调胃藕荷粥：鲜藕一节，切成细粒；粳米 50 克，加水煮为稀粥。待藕粒酥熟后覆盖鲜荷叶 1/4 张，再煮沸，揭去荷叶，加白糖调味服食。适用于暑热症伴食欲不振的患儿。

疳 积

疳积，民间俗称奶痨，为儿科四大证之一，是消化吸收功能长期障碍所引起的一种慢性消耗性疾患，与现代医学所称的营养不良症相类似。

疳积多见于 3 岁以下的婴幼儿，表现主要以形体消瘦、毛发憔悴、精神委顿、腹部胀大、青筋显露，或腹凹如舟、食性怪癖等为其特征。严重时，不仅影响小儿生长发育，而且易并发其他疾患，造成机体恶性循环，疳积与积滞的关系只是轻重浅深程度的不同而已，故应及早防治。针对不同的原因，我们需要用不同的手段来进行防治。

（1）小儿乳食不节，饥饱无度，损伤脾胃；或恣食肥甘生冷，脾胃损伤，积滞伤脾。可以采用补脾经 100～500 次，揉板门、推四横纹、揉中脘、运内八卦各 100～300 次，分推腹阴阳 10～30 次，揉天枢、按揉足三里分别 100～300 次。

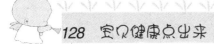
（2）母乳不足，未及时增添代乳品，或代乳品里营养物质不够，或断乳后喂养不当，或小儿一时不适应食物喂养而拒食；或挑食、偏食；或多吃香甜零食而影响食欲。补脾经、推三关各 100～500 次，揉外劳宫 50～100 次，运内八卦 100～300 次，掐四横纹 3～5 次，揉足三里、揉中脘 100～300 次，捏脊 9 遍。

随机应变

（1）若五心烦热、阴液不足者，去推三关和揉外劳宫，加清肝经，补肾经、揉上马各 100～500 次，运内劳宫 50～100 次。

（2）烦躁不安加掐揉五指节 100 次，清肝经 100～200 次。

（3）口舌生疮加掐揉小横纹 100～500 次。

（4）目赤多眵、隐涩难睁者，加清肝经、揉肾经各 100～500 次。

（5）若兼见咳嗽痰喘，加推肺经、推揉膻中、推肺俞各 100～500 次。

（6）便溏加补大肠 100～500 次。

（7）便秘加清大肠 100～500 次，推下七节骨 100～300 次。

本病单用捏脊配合针刺四横纹，隔天一次或每周 2 次，效果亦好。

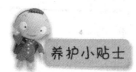
养护小贴士

（1）注意调养。在喂养方面，应注意遵循先稀后干、先素后荤、先少后多、先软后硬的原则。

（2）注意饮食习惯，不要随便购买零食，尤其是一些颜色鲜艳、味道浓烈、保存期长的零食。

（3）必要时应中西医结合治疗，特别是对原发病、消耗性疾病的治疗。

（4）山药茯苓薏苡仁粥：大米 100 克，茯苓 12 克，薏苡仁 25 克，淘洗干净后与山药片 100 克一起入锅煮，至米烂。食用时加适量白糖。有调补脾胃，滋阴养液功效。

鹅口疮

小儿舌上或两侧颊黏膜上出现白屑并渐渐增大，互相融合，状如凝固的奶瓣，不易擦去，重擦时可见粗糙面，白屑周围红晕。形状像鹅口一样，所以叫"鹅口疮"。患病的小儿口水增多，哭闹不安，并且拒食。该病多见于新生儿或久病体弱，营养不良的婴幼儿。如长期应用广谱抗生素，也容易导致此病。

操作方法

（1）按揉内劳宫穴 100 次。

（2）按揉总筋 300 次。

（3）揉小横纹穴 100 次。

（4）推天河水 100 次。

随机应变

（1）如果出现口腔黏膜白屑堆积较多，周围掀红较重，面目和口唇发红，烦躁不安，吃奶时哭叫，大便秘结，小便黄少，舌质红，苔白厚腻，指纹紫滞，则清大肠200次，清脾经200次，清肺经200次，推下七节骨200次，推下承山100次，清肝经200次。

（2）如果出现口腔黏膜白屑散在，周围掀红不重，形神怯弱，面目颧红，手足心热，口干不渴或低热盗汗，舌质红、少苔，则揉二人上马、补肾经各200次，清肝经200次，揉三阴交2分钟，揉足三里2分钟。

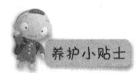

养护小贴士

（1）保持宝宝口腔清洁，将第三道淘米水烧开，给宝宝洗局部，能取得不错的效果。

（2）用中药吴茱萸捣碎，醋调敷涌泉穴，睡前贴上，感觉不舒服就取下，或者早起的时候取下。

（3）制菌霉素加上冰硼散，调好后涂在宝宝的疮面上，也会取得不错的效果。

湿　疹

小儿湿疹俗称"奶癣"，是婴儿时期常见的皮肤病之一。起初皮肤发红、出现皮疹，继之皮肤发糙、脱屑，抚摸患儿皮肤如同触摸在砂纸上一样，遇热、遇湿都可使湿疹表现显著。许多年轻的妈妈对小儿湿疹的症状都不是很清楚，有时会导致延误治疗的时间，或采取错误的治疗方法反而使湿疹症状更严重。一般来说，小儿湿疹好发于额部眉毛、两颊、头皮、耳郭周围等头面部位，以后逐渐蔓延至颈、肩、背、四肢、肛门周围、外阴部位等皮肤皱褶处，甚至可以波及全身。由于湿疹伴有奇痒，患儿会用手抓皮疹的部位，造成皮肤破溃。躺着时，患儿会在枕头上蹭脑后部，形成枕秃；趴着时，患儿会用床单摩擦面部止痒；抱着时，患儿会依偎在抱者的肩膀揉蹭脸部。患儿常因极度瘙痒而烦躁不安，夜间哭闹以致影响睡眠，又由于小儿用手抓痒常可致皮肤细菌感染而使病情进一步加重。

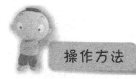

（1）用拇指推脾经、肺经、心经、肾经、天河水各100次。

（2）用拇指点压曲池、合谷各2分钟。

（3）用拇指点揉血海、阴陵泉、三阴交各2分钟。

（4）用拇指点揉足三里、丰隆穴各2分钟。

上述推拿治疗湿疹方法每次反复操作2遍，每天2次，常可取得不俗的疗效。

要是宝宝瘙痒难忍，我们可以多揉揉百虫窝、膈俞。

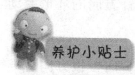

（1）不能用肥皂、热水洗患处皮肤。因为肥皂和热水会将皮肤

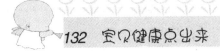

表面的油脂洗掉，使皮肤更加干燥，还会刺激肌肤。

（2）湿疹时宝宝瘙痒难忍，常会用手抓挠，则会引起皮肤的细菌感染，所以要避免搔抓，以免感染。

（3）如果怀疑是食物引起的，注意引起反应的食物，避免湿疹进一步发展。

（4）给宝宝穿上棉质的宽大衣服，避免衣物摩擦而加重湿疹。

（5）可用山药15克、薏苡仁25克、茯苓12克煮大米粥，用米汤冲奶粉让宝宝喝或者让宝宝直接喝粥，一般都会有很好的疗效。

（6）可用新鲜马齿苋捣汁或者煎水外洗，对于渗出液较多的湿疹效果尤其好。

食欲不振

食欲不振又称纳呆、小儿厌食，是指小儿较长时期见食不贪、食欲不振或减退，进食量明显减少，甚至拒食的病症，以1~6岁小儿为多见，其发生无明显的季节性，在夏季症状可加重。

厌食的患儿往往既厌食又厌药，很难配合治疗，但是用我们的"点一点"方法，却较容易得到患儿的配合。

（1）将掌心紧贴肚脐部位，适当用力做顺时针方向的环形摩动5分钟，以腹部出现蠕动音为佳。

（2）将左手拇指沿着患儿右手拇指外侧边沿，向指根方向直推100次。

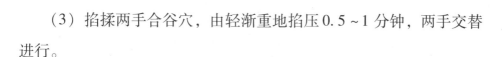

（3）掐揉两手合谷穴，由轻渐重地掐压0.5~1分钟，两手交替进行。

（4）用中指指腹放在中脘穴（肚脐和胸骨剑突连线的中点）上，适当用力揉压0.5~1分钟。

（5）按揉足三里穴、脾俞穴、胃俞穴各30次。

（6）在背后沿着脊柱从尾骨开始自下而上捏脊柱后方的皮肤至颈后，捏3下后将皮肤向上提1下，称为3捏1提，共操作7遍。

随机应变

（1）如果出现食欲减退、纳食不香，腹胀痛拒按、恶心呕吐，手足心热、烦躁不宁、睡眠不安，大便秽臭，舌苔黄、白腻，指纹紫滞，则可以清板门100次、逆运内八卦100次、推四横纹100次、捏脊6遍、退六腑100次、揉合谷100次。

（2）如果出现食欲不振，面色发白，形体瘦弱、神倦乏力，或大便溏薄、唇色较淡、舌无苔或少苔、指纹淡红，则需要补脾经200次、揉一窝风200次、逆运内八卦100次、推四横纹100次、揉外劳宫100次、补肾经100次、清天河水100次。

（3）推拿过程中需要注意，手法要轻柔，可以在手上蘸一些痱子粉或者滑石粉作为介质防止损伤皮肤。另外，要找出食欲差的原因，如伴有其他疾病，要及早就医，对症治疗。

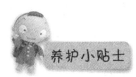

（1）掌握正确的喂养方法，纠正不良的饮食习惯，定时定量进食，少食甘甜黏腻之品。按儿童年龄，给予品种多样、容易消化的食品。

（2）找出厌食原因，采取针对性治疗措施。

（3）注意精神护理，让小儿保持良好的情绪，以增强食欲。

腹　胀

宝宝年少，不知饥饱。往往在饥肠辘辘的时候，见了美味佳肴，狼吞虎咽，然后倒头便睡，第二天便觉腹胀如鼓，还打嗝、泛酸。有的人喂养不得法，只要宝宝哭闹就给弄好吃的，结果就出现腹胀、食少等症状。对于以上因不良习惯引发的腹胀，可以试试下面的推拿点穴按摩法。

（1）拿合谷：取坐位，用一手的示、拇二指捏紧合谷穴（虎口的最高点），用力捏拿数十次。

（2）拿肩井：患儿取坐位，用双手指腹提拿肩部肌肉丰满处，约数十次。

（3）点建里穴：患儿取仰卧位，用中指指腹抵住建里穴（脐上3寸），用力按压，并同时用上臂发力，进行颤抖，约30秒。

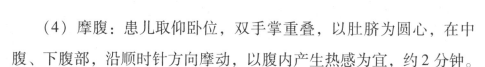

（4）摩腹：患儿取仰卧位，双手掌重叠，以肚脐为圆心，在中腹、下腹部，沿顺时针方向摩动，以腹内产生热感为宜，约2分钟。

（5）揉足三里、太冲穴：患儿取坐位，用拇指掐揉足三里（外膝眼下3寸）、太冲穴（足背最高点下方）。

这一套"点一点"套路下来，宝宝的腹胀也就能缓解甚至消失了，如果仍然不行的话，那就需要向专业的大夫求救了。

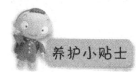
养护小贴士

如果宝宝偶尔一次出现腹胀，并且没有按照正常情况大便，还有口臭的话，可以配合吃点保赤丸，拉拉肚子，嘴里面臭味消除之后喝点大米粥养养胃，过几天就好了。

如果经常性地存在这个问题，则需要经常给宝宝摩腹、捏脊，这样可以起到健脾和胃，改善体质的作用。

腹 痛

腹痛是指腹部胃脘以下，脐之四周、耻骨以上部位发生疼痛的症状，是小儿临床常见的一个症状。腹痛情况十分复杂，见于多种疾病中，由于小儿不能正确诉说病情，往往把其他部位的疼痛说成是腹痛，因此对待腹痛患儿要注意发病经过，以做出正确判断。

腹痛在生活中极为常见，涉及的范围很广，对于因受寒或乳食积滞和虫积引起的腹痛，"点一点"的效果常常是不错的。

操作方法

（1）受寒腹痛：腹痛迅疾，阵发作痛，啼叫不安，额上出汗，按之痛缓，腹部喜温，得热则舒。肠鸣辘辘，便溏或轻度腹泻，泻后痛减。面色苍白，四肢不温，小便清长，舌苔淡白，指纹色红。补脾经50次，揉外劳宫30次，推三关100次，摩腹5分钟，掐揉一窝风30次，拿肚角3~5次。

（2）脾胃虚寒：腹部隐隐作痛，绵绵不止，痛处喜按喜温，时有腹泻，食欲欠佳，形体消瘦，手足欠温，面色淡白少华，舌质淡，苔薄白。补脾经50次，补肾经50次，推三关50次，揉外劳宫30次，揉中脘60次，揉脐5分钟，按揉足三里10分钟。

（3）食积腹痛：腹部胀满、疼痛拒按、嗳腐吞酸、矢气恶臭，或有呕吐，吐物酸馊。或有腹泻，泻后痛减，乳食不思，舌苔白腻。补脾经30次，清大肠100次，揉板门50次，运内八卦50次，揉中脘30次，揉天枢50次，分推腹阴阳30次，拿肚角3~5次。

（4）蛔虫引起腹痛：往往是突发，时发时止。一般以脐周为甚，有时可在腹部触及蠕动之块状物，时隐时现，多数有便虫或吐虫史。食欲异常，面黄肌瘦，瞳孔扩大；睡眠不安，有时咬牙，严重时腹部胀大，青筋显露。大便化验可见虫卵。揉一窝风80次，揉外劳宫50次，推三关30次，摩腹10分钟，揉肚脐100次，拿肚角8~10次，必要时去医院进行治疗。

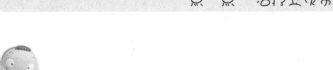

养护小贴士

（1）注意饮食，讲究卫生，勿暴饮暴食及过食生冷食品。

（2）保护腹部，勿受风寒。

（3）如果发现点穴效果不佳及早就医，以免延误病情。

（4）温熨法：葱白5寸，麦麸3两，粗盐适量，同炒至热，用布包温熨脐腹部，冷后炒热再熨，直至痛止。适用于寒性腹痛。注意勿烫伤皮肤。

低热不退

多种疾病会引起低热。发热是一种症状，慢性炎症、免疫力低下等疾病都会引起持续低热；长期心理紧张、情绪不稳定也会引起体温中枢紊乱，造成不明原因的持续低热。身体的任何系统出现问题都可能引起持续低热。一般来说免疫力低下和心理紧张所导致的低热不退用药效果往往不佳，但是使用点穴推拿能取得较好的疗效。

1. 免疫力低下所致的低热怎么分辨？我们该怎么办？

免疫力低下的孩子往往表现出容易生病，三天两头就出现头痛发热、食欲不振、消瘦或者过度肥胖、表情比较呆滞，对于流行病的抵抗力极低（外面稍有流感侵袭，宝宝首当其冲就会发烧感冒），面色苍白，甚至出现"抗生素脸"。对于这个问题我们往往用"三招"就能搞定。哪三招呢？那就是捏脊、摩腹、贴肚脐。

操作方法

（1）捏脊：让宝宝俯卧于床上，背部保持平直、放松。捏脊的人站在宝宝后方，两手的中指、无名指和小指握成半拳状。食指半屈，用双手食指中节靠拇指的侧面，抵在孩子的尾骨处；大拇指与食指相对，向上捏起皮肤，同时向上捻动。两手交替，沿脊柱两侧自长强穴（肛门后上 3～5 厘米处）向上边推边捏边放，一直推到大椎穴，算作捏脊 1 遍。第 2、3、4 遍仍按前法捏脊，但每捏 3 下需将背部皮肤向上提 1 次。再重复第 1 遍的动作 2 遍，共 6 遍。最后用两拇指分别自上而下揉按脊柱两侧 3～5 次。

（2）摩腹：让宝宝仰卧于床上，放松。摩腹的人站在宝宝前方，右手伸直，用掌心对准宝宝的肚脐轻轻贴住。腕关节保持不动，以腕关节为中心，手掌在体表做轻柔的顺时针环旋运动并与肚皮产生摩擦。操作 5～10 分钟。

（3）贴肚脐：睡前用丁桂散（丁香、肉桂各半研磨密封备用）将肚脐填满，胶布粘上，早起时去掉。

2. 心理紧张性低热怎么分辨？我们该怎么办？

心理紧张的孩子往往表现得情绪不稳定、容易激动、说话急切、动作节奏快、缺乏稳定性、咬指甲、做事情的持久性较差等，并且他的发热情况往往跟情绪波动有很大的关系：情绪缓解的时候与正常人无二或者低热明显减轻，一旦有什么事情引起情绪紧张，低热立即就出现或者加重了。

许多人把这作为疑难病症而大治特治，其实这个问题用我们"点一点"的方法，往往只是一个小问题，且看我们怎么用"三穴一捏"搞定这个问题吧。

操作方法

三穴就是百会、太冲、太溪。百会穴用拇指轻轻点揉 5 分钟；太冲、太溪分别用中指指腹点揉 3 分钟。

一捏就是捏脚跟：让宝宝伸出脚丫，脱掉袜子，露出脚跟，我们用拇指、示指相对轻轻用力捏脚跟两侧。

以上办法不拘时刻，随时随地均可操作。怎么样，够简单吧？

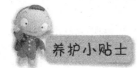

养护小贴士

（1）对于免疫力低下所导致的低热不退的宝宝：

1）平时少食生冷，尤其是现在市场上流行的那些花花绿绿的零食，以及一些洋快餐，对健康没有任何的好处。

2）在没有明确致病原的情况下不要轻易输液，随便使用抗生素会导致宝宝"抗生素脸"，进一步加重病情。最近出现的超级细菌就是滥用抗生素的结果，难道你还想步其后尘？

3）捏脊、摩腹作为一种"广谱"的能够提高宝宝机体免疫力的方法，可以一直坚持，直到宝宝长大成人。

（2）对于心理紧张导致的低热不退的宝宝：父母不要给宝宝以过大的压力，虽然"望子成龙、盼女成凤"是每个父母的心愿，但

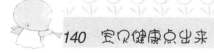

是龙、凤毕竟很少，让孩子自由、健康地成长，才是让孩子成才的最佳办法，不能把我们祖祖辈辈都实现不了的愿望统统压在宝宝稚嫩的肩膀上，那样往往会让幼苗过早地憔悴的。

宝宝虽然很小，不过在五彩缤纷的现实生活中，得让宝宝多去见见世面，只要宝宝见的东西、场面多了，自然就不会那么容易紧张了。"三穴一捏"可以作为这种类型宝宝的保健方法随时使用，不过如果3次不见效，那么就要寻找专业的医生做进一步的指导了。

夜 啼

不少宝宝白天好好的，可是一到晚上就烦躁不安，哭闹不止，或每夜定时啼哭，甚则整夜哭闹，人们习惯上将这些孩子称为"夜啼郎""哭夜郎"。对于因病引起的夜啼，祛除病因则啼哭自止，中医认为引起夜啼的病因无外乎寒、热、惊三个方面。对于这个问题，点穴当然就可以作为一个首选的绝招了。

第一步：捏脊。让小儿俯卧，取头高臀低位，施术者半握拳，以示指和拇指揉捏脊柱皮肤和肌肉（捏脊法），从长强至大椎来回提捏8～10次，使局部皮肤潮红。

第二步：以示指和中指指腹按揉背部俞穴，如脾俞、心俞、肾俞穴各1分钟。

第三步：将患儿抱坐或仰卧，施术者先做清心经法，即用左手握住患儿左手背持定，用右手拇指指端着力，在患儿左手螺纹面，自指尖向手掌直推 100 次。

第四步：做清肝经法。用右手拇指指端着力，在患儿左手螺纹面自指尖向手掌方向直推 100 次。再按揉外劳宫，即用左手持定患儿左手，用右手中指指端着力，在患儿手背中央反复按揉 20～30 次。

第五步：用右手四指指腹着力，在患儿腹部脐周围反复按摩5～10 分钟。

治疗结束。

每天治疗 1 次。

随机应变

（1）夜间啼哭，神怯困倦，四肢欠温，食少便溏，睡善俯卧，痛时收腹，啼哭声软，面色青白，唇舌淡白，舌苔薄白，脉沉细，指纹淡红。加推三关 60 次，揉中脘 50 次，揉脐 50 次，以健脾温中。

（2）夜间啼哭，喜仰卧，面赤唇红，心神不宁，烦躁不安，哭声高粗，见灯火啼哭愈甚，便秘溲赤，舌尖红，苔白，脉数有力，指纹青紫，加掐心经，水底捞月（用冷水滴入掌心，在掌心做旋推或由小指根推运起，经掌小横纹、小天心，再转入内劳宫。操作 20～50 遍），清天河水，退六腑，以清热降火。

（3）夜间啼哭，声惨而紧，呈恐惧状。心神不宁，睡中易醒，神气怯弱，惊惕不安，面色乍青乍白，紧偎母怀，脉象与唇舌多无异常变化。加掐十宣 10 次、老龙 10 次，揉精宁 30 次、威灵 30 次。

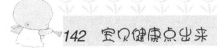

（4）夜间啼哭，厌食吐乳，嗳腐泛酸，腹痛胀满，睡卧不安，大便酸臭，舌苔厚，指纹紫滞。加清脾经 100 次、清胃经 50 次，清大肠 50 次，摩中脘 50 次，推下七节骨 50 次。

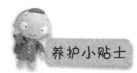

养护小贴士

（1）一般晚上不要随便带宝宝外出，尤其是不要让宝宝去黑暗的地方，以避免孩子受到惊吓。

（2）尽量不要带宝宝去探望重病患者，或者去一些容易让人悲伤的地方，以免孩子感受到不良的气息而夜啼。

（3）孩子的养育过程中避免出现突然的声音或者形象，以免造成孩子惊怖。

（4）"小孩若要安，三分饥和寒"。这句话是由中医儿科几千年的验证总结得来，孩子诚然是宝贵的，父母总是怕饿着了或者冻着了，但是遵循古训，讲究科学，让宝宝带"三分饥和寒"才是真的对他好。

（5）不可将婴儿抱在怀中睡眠，不通宵开启灯具，养成良好的睡眠习惯。

便　秘

凡大便秘结不通，或排便时间过长，或有便意而排出困难者，皆称为便秘。一般表现为排便次数减少，粪便燥结，排出困难；或者排便次数虽不减，但大便干燥坚硬，排出困难；或虽有便意，大便也不甚干硬，大便努挣，排出不畅。便秘日久会进一步导致睡眠不宁，心烦易怒，哭闹不安，精神不振，食欲减退，以致摄食不足而营养不良，更加重便秘，形成恶性循环。对于这个问题，我们要分清原因，化繁为简，对症下药。

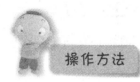

操作方法

（1）实秘：大便干结，烦热口臭，纳食减少，易怒眼红，腹部胀满，口干唇赤，小便黄少，苔多厚腻或黄燥，脉弦滑，指纹色紫，则应清大肠 100 次、运内八卦 100 次、按揉膊阳池 50 次、退六腑 60 次、搓摩胁肋 30 次、摩腹 5 分钟、揉天枢 50 次、推下七节骨 50 次、按揉足三里 10 分钟。

（2）虚秘：大便微干或不硬，但便出不畅，努挣难下，形瘦乏力，神疲气怯，面色㿠白，唇淡，爪甲无华，舌质淡，苔薄白，指纹色淡，则需要补脾经 100 次、捏脊 5～10 遍、按揉足三里 10 分钟、清大肠 20 次、按揉阳池 10 次、揉脐 50 次、揉肾俞 50 次。

养护小贴士

（1）改掉以下不好的生活习惯：晚睡、喝水少、喜欢吃油炸食品。一餐饭尽可能不要吃太多的肉，多吃一些清淡的食物及果蔬。

（2）妈妈们可以经常给宝宝沿顺时针方向揉揉肚子。

（3）可以将捏脊作为宝宝预防便秘的常用方法在日常生活中加以持续运用。

消　瘦

过于消瘦的孩子，被称为"豆芽菜"，表现为皮肤缺乏弹性、皮下脂肪减少、肌肉萎缩、骨骼显露。形体瘦弱会引起体质下降，出现面色萎黄、倦怠无力、少气懒言、食欲不振、烦躁不安等一系列病态表现，需要适当的治疗。

小儿推拿能增强小儿代谢，促进吸收，达到增肥（长肉、长胖）、健身的目的，并能有效改善消瘦儿童面黄肌瘦、少气懒言、睡中汗出、多梦易醒等虚弱症状。

除了上医院进行治疗外，为了帮助宝宝快速康复，家庭长期自我治疗是很有必要的。让我们用"点一点"来解决这个问题吧。

操作方法

（1）用拇指推脾经 100 次，清大肠 100 次，推三关 50 次、退六腑 20 次。

（2）摩腹：用四手指罗纹面绕脐做顺时针方向摩腹 5 分钟，以脐周发热为宜。

（3）用示、中二指摩脐 2 分钟。

（4）用拇指点揉足三里 10 分钟。

（5）配合捏脊法：两手沿着孩子的脊柱两侧由下而上连续捏提肌肤，从尾骨下端开始，直至低头时颈后隆起最高处下方。孩子的肌肤娇嫩，家长可预先在手上抹一些凡士林。每次捏脊 3～6 遍，每天或隔天一次，6 次为一疗程，可休息一周后再进行第二疗程的治疗。

随机应变

（1）如果宝宝挑食，食欲不佳，可以考虑掐揉四横纹，或者针刺，挤出黏液。

（2）如果宝宝脾气暴躁、容易发怒，那么多多点揉太冲、足三里穴就好了。

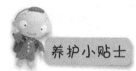

养护小贴士

（1）当宝宝出现反复感冒、哮喘、慢性肠炎等疾病时，会非常影响宝宝的消化功能，从而导致营养吸收不足而引发消瘦，这个时候需要治疗原发病。

（2）如婴儿时期的长期缺奶、过早地将米糕或粥类作为宝宝主食、怀孕时妈妈自身营养不良等，均可导致宝宝瘦弱，需要调整饮食结构。应正确认识宝宝的生长规律，不可以盲目喂养。

（3）对宝宝护理不周，很少接触阳光与新鲜空气等也会导致宝宝消瘦，所以宝宝在成长过程中不要过度保护，适当接触室外环境和光线，对于宝宝的健康成长也是很有益的。

很多父母由于缺乏必要的营养饮食基本常识，盲目给宝宝进补大量营养品，效果却是不尽如人意，甚至可以说是很多都产生了消极作用，喂养的不科学严重损害宝宝的健康安全，因而普及科学的育儿常识是很有必要的。

惊 风

惊风是小儿时期常见的一种急重病证，以临床出现抽搐、昏迷为主要特征。惊风又称为"惊厥"，俗名"抽风"。任何季节均可发生，一般以 1~5 岁的小儿为多见，年龄越小，发病率越高。其证情往往比较凶险，变化迅速，威胁小儿生命。被称为中医儿科四大证之一。

一般不建议没有医学知识的人擅自处理这个问题，不过万一突然出现这种危急的情况，作为急救的办法，用"点一点"还是可以有点作为的。

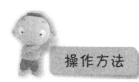

操作方法

（1）醒脑开窍：掐人中至宝宝"哇哇"大哭为止，拿合谷 50 下，掐端正 50 次、老龙 50 次，掐十宣至宝宝主动收缩为止，掐威灵 50 次，拿肩井 10 次、仆参 50 次。

（2）止痉住抽：拿合谷 50 次、曲池 30 次、肩井 10 次、百虫 30 次、承山 30 次、委中 50 次。

（3）导痰：清肺经 50 次，推揉膻中 50 次，揉天突 50 次、中脘 30 次、肺俞 30 次、丰隆 50 次，搓摩胁肋 10 次。

（4）消食导滞：补脾经 100 次，清大肠 100 次，揉板门 50 次、中脘 50 次、天枢 50 次，摩腹 5 分钟，按揉足三里 10 分钟，推下七节骨 100 次。

（5）清热：清肝经、心经、肺经，清天河水，退六腑，推脊。

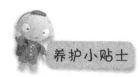

养护小贴士

（1）面对小宝宝惊风，家长要保持镇静，迅速将小儿抱到床上，使之平卧，解开衣扣、衣领、裤带，采用物理方法降温，如让孩子躺在阴凉通风处，使体温很快下降。

（2）用纱布或手帕裹在筷子或牙刷上，塞在小儿上下牙齿之间，以防其咬伤舌头，保障呼吸畅通。

（3）解开小儿的领口，头偏向一侧，以免痰液吸入气管引起窒息，或将呕吐物吸入肺内。及时清除患儿口腔内分泌物，防止分泌物堵塞气管引起窒息。

（4）民间疗法"开四关"是惊风发作时普遍采用的有效办法之一。所谓"开四关"就是取手阳明经的合谷（双），厥阴经的太冲（双），左右共四穴，采用强刺激手法掐揉。

（5）有过高热惊厥的孩子一旦发热，应赶快退热、镇静。

（6）鲜地龙捣烂为泥，加适量蜂蜜摊于纱布上，盖贴囟门以解痉定惊。用于婴儿急惊风诸证。

（7）止抽后，应及时去医院就诊，以便明确诊断，进行规范的治疗。

脾气急躁

孩子碰到不称心、不如意的事情马上激动不安，如热锅上的蚂蚁，甚至又哭又闹、暴跳如雷，想达到某个目的，急于求成，常常情绪不稳定，结果达不到目的。第一件事因急躁失败了，往往又更加急躁地去干第二件事，常常造成"忙中生乱""殃及他人"和"欲速则不达"的不良结果。那么，该怎样纠正孩子急躁的个性呢？相信大家首选的都是去寻找心理医生，不过我们的"点一点"方法也能有针对性地采取一些处理的办法。

操作方法

第一步：采用捏脊的办法，在捏脊的同时配合"提"的手法，采用"捏三提一"法，即每捏推 3 下将背部皮肤向上提 1 下，这样刺激的强度稍大一些，效果更好。

第二步：摩腹。用掌心对准宝宝肚脐部位顺时针摩腹 5 分钟。

第三步：点揉太冲穴 5 分钟。

第四步：点揉太溪、足三里各 5 分钟。

养护小贴士

（1）研究证实，过多摄入糖分可引起儿童情绪不稳定、爱哭和摔东西等种种坏脾气。对于脾气急躁的宝宝，家长还要格外留意其是否缺钙和镁，一旦缺乏，就会令孩子的神经无法松弛下来，导致坏脾气。

（2）小宝宝在激动无法用言语表达的时候，就会表现出自己使劲的行为，还会不高兴，这是正常的。不过要是老发脾气，而且不达目的不罢休的话，那就需要纠正了。

（3）要创造一个良好的生活环境，父母要摒弃不良的性格，尽量使家庭氛围变得轻松快乐一些。

（4）遇事情要冷静处理，宝宝发脾气只是暂时的，想办法用别的他有兴趣的事情分散注意力，不要纠缠于他发脾气哭闹的事情上。慢慢调整，大点后就可以增加沟通，之前的铺垫加上后来的纠正，一定会让他变得好起来的。

脱 肛

宝宝拉大便，特别是用力努挣的时候肛门里有一团红色肉肉出来了，拉完以后那肉肉自动缩回去了，这就是我们常说的"脱肛"，脱肛又称直肠脱垂，是指肠的黏膜层或整个直肠壁脱出肛门外的一种症状。多因气虚下陷或湿热下注所致。

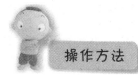

（1）气虚下陷：每逢大便时直肠黏膜脱出肛门外，轻者便后能自动回缩复位，重者便后需用手揉托方能复位，严重的脱肛不仅大便时脱出，而且平时啼哭、咳嗽、打喷嚏、用力等使腹内压增加时也会脱出。脱出的直肠色淡红，常有少量黏液。患儿常形体消瘦，精神不振，面色无华，舌淡苔薄，指纹色淡。补脾经100次、补肺经50次、补大肠100次、推三关100次、按揉百会5分钟、揉龟尾50次、推上七节骨50次、捏脊10遍。

（2）湿热便秘：脱出的直肠色鲜红，有少量鲜红渗出液，口干苔黄，小便色黄，大便干燥，指纹色紫。清脾经100次，清大肠100次，清小肠100次，退六腑100次，按揉阳池100次，揉天枢50

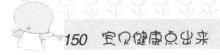

次，推下七骨 100 次，揉龟尾 50 次。

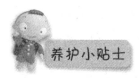
养护小贴士

对于脱肛这个麻烦事，诸位细心的妈妈可不要忘记预防大于治疗。

（1）对营养不良，身体虚弱引起的脱肛，要给予充足的营养食物，如鸡蛋、虾蟹、海鱼、瘦肉、豆类、米面、蔬菜、水果等，以增加营养，增强肛周肌肉收缩力，使脱肛好转。

（2）对于便秘、腹泻或咳嗽引起的脱肛，把这些病治好了，脱肛亦可好转。

（3）小儿脱肛可用手按揉复位，遇有肛门周围肿疼时，可用热水坐浴，加速局部血液循环，促使脱肛复原。

（4）中药治疗：可用五倍子研成细末，铺在纸上卷成筒状，放在便盆内点燃，让小儿坐上使气熏入肛门，肛门可自行收回。也可用五倍子煎汤熏洗。最后取白矾末搽在肛门上，可预防脱肛复发。

肠梗阻

肠梗阻可由多种疾病引起，临床以腹痛、腹胀、呕吐、无大便、无肛门排气为主要症状。本病起病急骤，变化迅速，严重者如不及时和正确处理，常危及生命。因此，对本病必须提高警惕，详细观察病情，一旦发生变化，随时准备抢救，以免延误病机，造成不良后果。本节主要介绍适合点穴推拿治疗的蛔虫团、粪块堵塞，早期肠套叠等引起的肠梗阻。

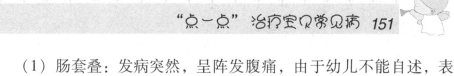

（1）肠套叠：发病突然，呈阵发腹痛，由于幼儿不能自述，表现为突然哭闹、下肢屈曲、面色苍白、出汗，发作一阵后的间歇期间内幼儿往往又恢复活动或安静入睡。反复发作后，患儿精神差，嗜睡，面色青白。呕吐物初为乳汁、乳块或食物残渣，此后带有胆汁，晚期可吐出粪便样液体。在发病 4～12 小时后，往往出现便血或排出黏液样物，腹痛发作后，可在右侧腹部升、横结肠方向触及腊肠形包块。晚期可出现脱水、电解质紊乱、精神萎靡、腹胀发热，甚至休克。

（2）蛔虫团性肠梗阻：阵发性腹痛，呕吐，可吐出蛔虫。部分梗阻者肛门仍可排气，腹略胀而软，可触及肿物，肿物可轻度活动，位于脐周围，可摸到大小不等的细条索状包块，包块性质柔软，揉之可改变形状及部位。

（3）粪块堵塞性肠梗阻：腹胀、腹痛，嗳气泛酸，大便秘结不通，腹部可触及粪块。多见于腹腔手术后的患儿。

对于轻微的肠梗阻，在到医院救治之前，用"点一点"的方法，基本上也是可以治疗。

操作方法

第一步：患儿仰卧，家长用拇指点揉中脘、天枢、足三里、三阴交穴，每穴操作 1 分钟。

第二步：患儿俯卧，按揉脾俞、胃俞、大肠俞穴各 1 分钟。

第三步：用掌根推下七节骨 500 次。

剧痛的话可加按压相应的背部俞穴，如脾俞、胃俞、大肠俞以

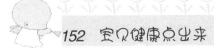
及足三里等。

随机应变

（1）肠套叠：逆时针摩腹局部推腹（分推腹阴阳）。

（2）粪块型：①清大肠、退六腑500次；②拿肚角5次；③分推腹阴阳20次。

（3）蛔虫型：①顺时针揉脐5分钟。②家长两手全掌着力，用旋摩法自右下腹部沿升结肠、横结肠、降结肠的解剖方位自右而左地旋转运摩，交替进行，反复操作，直至蛔虫包块消失，疼痛缓解为止。

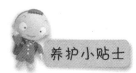

养护小贴士

（1）本病起病急骤，变化迅速，按摩前应详细了解病情，做出正确判断，一旦病情发生变化，应立即到医院治疗，以免延误病情。

（2）按摩时如腹痛剧烈者，可先用止痛手法［如按压背俞穴（选压痛明显处）］以镇痛，然后再施行其他手法。

冻　疮

冻疮发生于寒冷的时候，它是孩子常常在户外玩耍，却没有注意做防寒防护时容易发生的一种皮肤病。当身体较长时间处于低温和潮湿刺激时，就会使体表的血管发生痉挛，血液流量因此减少，造成组织缺血缺氧，细胞受到损伤，尤其是肢体远端血液循环较差的部位更易受损伤，如脚趾。

当宝宝要去户外时，家长一定要注意宝宝保暖是否得当，如衣服是否防寒；经常暴露的部位，可适当地涂抹护肤油以保护皮肤。

寒冷的时候勿让宝宝在户外的玩耍时间过长，也不要玩久坐不动的游戏。经常按摩手、脚、面部、耳朵，年龄越小及体质虚弱的宝宝更要加以注意。

宝宝衣服要宽松，最好是蓬松的棉服或羽绒服；穿全棉的鞋，但一定不要太小，否则将会影响脚部的血液循环而易发生冻伤；袜子要吸汗并及时更换，以免因潮湿冻伤脚。

局部按摩是预防冻疮最好的方法。

（1）手按摩：两手合掌，反复搓摩，使其发热，左手紧握宝宝右手手背，用力摩擦一下，接着右手紧握宝宝左手手背摩擦一下，反复相互摩擦15~20次。

（2）脚心按摩：让宝宝坐床上，屈膝，脚心相对，左手按宝宝右脚心，右手按宝宝左脚心，两手同时用力，反复按摩15~20次。

（3）腿按摩：让宝宝坐床上，腿伸直，两手紧抱宝宝大腿根，用力向下擦到足踝，然后擦双大腿根，一下一上为一次，共擦15~20次。

（4）臂按摩：右手掌紧按宝宝左手腕里侧，用力沿内侧向上擦到肩膀，再翻过肩膀，由臂外侧向下擦到左手手背，这样为一次，共做15~20次。右手做法与左手相同。

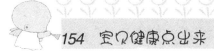
除了按摩外，父母还可以给宝宝喂适当高热量的食物，以增加其耐寒力。

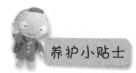

冻疮不仅仅只由受寒的时间长及潮湿所致，如果体质弱，患有贫血、内分泌障碍、慢性感染性疾病等疾患，身体末梢血液循环不良，均可使身体的耐寒力差，很容易在寒冷时发生冻伤。

对于在前一个冬天患过冻疮的宝宝，可在冬天到来前夕采取以下措施：

（1）夏季里，把大蒜捣烂成泥，晒热后，经常搽患过冻疮的部位，这也属于"冬病夏治"的内容。

（2）用紫外线照射曾经被冻伤的部位，每10天1次，每次30分钟。

（3）用茄子干煎汤浸泡容易发生冻疮的部位，经过多次浸泡可达到防止冻疮发生的目的。

宝宝患了冻疮要及时治疗，没有破溃时在红肿疼痛处涂抹冻疮软膏或维生素E软膏，也可请中医开一些草药煎洗。

爸爸妈妈们，这些预防护理小知识不难学吧？赶紧以知识武装自己，在冬季给予宝宝温暖的呵护吧，这样，就不用再害怕宝宝冬天生冻疮了！

痢 疾

痢疾是由痢疾杆菌所引起的肠道传染病，多在夏、秋季流行。

临床以发热、腹痛、腹泻、里急后重、便下脓血为特征。

操作方法

第一步：运内八卦穴。用拇指或者示指中指并拢，用指腹以小儿手掌心为圆心，小儿中指根下2/3为半径揉。

第二步：摩腹。也就是五指并拢用指面沿顺时针方向按摩肚子。

第三步：揉脐。示指叠加在中指上，沿顺时针或逆时针方向揉肚脐。

第四步：揉中脘穴。孩子肚脐以上4个横指处就是中脘穴，用示、中、无名指三指的指面揉，方向随意。

第五步：揉七节骨。龟尾穴在尾脊骨端，龟尾穴前面腰椎以下就是七节骨。

第六步：揉龟尾穴。用示指搭在中指上用指腹不论方向揉。

给孩子按摩的时候，父母应该用力适中，轻快柔和，按到每个穴位潮热、发红就行了，每个穴位按2~3分钟，15分钟就能搞定。

随机应变

有虚热者加清天河水；食少乏力者加清补脾经。

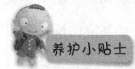

养护小贴士

患病期间，宝宝应卧床休息，多喝水，吃易消化清淡半流食。

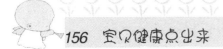

宝宝使用的物品皆应消毒。慢性痢疾主要发生在营养不良及患佝偻病的宝宝，或发生在急性期间治疗不及时或疗程不够的宝宝，一般迁延不愈超过2个月。慢性痢疾治疗时间要长。

对小儿要加强卫生教育，培养小儿饭前便后洗手、不喝生水，不吃不洁食物的习惯，以预防细菌性痢疾及其他肠道传染病。

多动症

儿童多动症又称注意力缺陷多动症（ADHD），或脑功能轻微失调综合征，是一种常见的儿童行为异常疾病，表现为活动过多、注意力不集中、书写潦草；还有的孩子任性、不合群，缺乏自我克制能力；或行为幼稚、怪僻，肢体抽动，或行为无目的、贪玩、逃学、打架，甚至说谎、偷窃等，教育也无济于事。少数患者成年后，还留有性格和行为缺陷。儿童多动症的患病率，国外报道在5%～10%，国内调查在10%以上，男孩多于女孩，早产儿及剖宫产儿患多动症的概率较高，在60%以上。

不过很多时候我们的宝宝出现所谓的"多动症"，从实际生活中的情况来看往往有以下因素在作怪：

（1）宝宝户外活动太少，导致精力过剩，无法释放，结果宝宝就会出现所谓的"多动症"。对于这个问题，只需要让宝宝多去户外活动，释放出多余的精力就可以搞定了。

（2）父母的期望值过高，对宝宝寄予了太多的期望，结果导致宝宝压力过大，出现了焦虑情绪，在一般人看来，宝宝的反抗似乎就成了"多动症"。对于这类问题，做父母的首先要以身作则，不要给宝宝过大的压力，然后可以考虑下面用"点一点"的方法来帮助宝宝因为压力过大造成的"多动"。

操作方法

首先自然就是捏脊了，用这个办法来增强宝宝的脾胃功能，随着年龄的增长，宝宝的自制能力加强，"多动"会慢慢消失的。

其次就是需要多多点揉太冲、太溪，不拘次数，这有助于缓解宝宝的烦躁情绪。

这两招虽然简单，不过各位爸爸妈妈可不要小看，四两能拨千斤。

当然了，由于生活因素导致的"多动症"，通过我们的"点一点"往往能取得较好的疗效，宝宝一旦被诊断为"多动症"，父母可在使用"点一点"的同时，寻求专科大夫的正规治疗。

睡卧露睛

正常情况下宝宝睡觉的时候眼睛都会轻轻地闭上，不过有些宝宝睡觉的时候眼睛却露着一条缝，中医称此为"睡卧露睛"，这种现象与小儿的脾胃功能失调有关。宝宝常常伴有面色萎黄或青白，形羸神疲，抽搐缓而无力，时作时止，或肢冷便溏，舌淡、苔白等。

从生理角度来讲，小儿脏腑柔弱，五脏六腑处于生长发育状态，需要大量的营养物质，脾胃功能经受着很大的压力与负担。一旦受饮食不节或疾病等各种因素困扰，小儿极易发生脾胃功能失调。

小儿睡卧露睛的治疗方法很多，可采用中药内服、膏药外贴、推拿捏脊疗法等。这里我们简单介绍一下"点一点"治疗小儿睡卧露睛的通用套路。

操作方法

（1）捏脊：以双手示指轻抵小儿脊柱下方，向上推至脊柱颈部的大椎。同时双手拇指交替在脊柱上重复按、捏动作，共捏6遍。

（2）摩腹：用掌心对准宝宝的肚脐，在宝宝的腹部做顺时针环形摩动5~10分钟。

（3）补脾土：脾土穴在拇指桡侧边缘，用左手示、拇二指捏住小儿大拇指，用右手指腹，循小儿拇指桡侧边缘向掌根方向直推100~500次。

（4）补肾经：肾经穴在小指末节罗纹面，用左手示拇指捏住小儿小指两侧，用右手指腹在小儿小指罗纹面上由指尖向指根方向直推100~500次。

（5）揉外劳宫：外劳宫穴在小儿手掌背正中，用右手示指指腹，按揉小儿手掌背中心的外劳宫穴50~100次。

（6）运内八卦：内八卦穴在手掌面，用左手捏住小儿手指，以小儿掌心为圆心，从圆心至中指根横纹约2/3处为半径，在小儿掌心进行环形运动，操作50~100次。

（7）推三关：三关穴为线状穴，在小儿前臂桡侧，从腕到肘成一直线。用右手示、中二指，自小儿腕部推向肘部100~300次。

（8）摩脐：用手掌掌心对准宝宝的肚脐慢慢揉5分钟。

（9）按揉足三里：足三里穴在膝盖正下方三寸再往外侧一寸处，用拇指或中指指腹在足三里穴进行按揉50~100次。

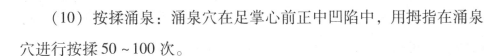

（10）按揉涌泉：涌泉穴在足掌心前正中凹陷中，用拇指在涌泉穴进行按揉 50～100 次。

随机应变

（1）有热，加清天河水 100～300 次。

（2）痰盛，加揉八卦 50～100 次。

（3）腹痛，加揉外劳宫 50～100 次。

（4）腹泻完谷不化，加清补大肠 100～300 次。

（5）推拿结束掐五指节 3～5 次，拿精宁、威灵 50～100 次。

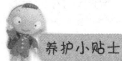

养护小贴士

（1）平时应注意不要伤脾胃，应尽力避免食用冰凉的食品，不要暴饮暴食，不要食用味道过重的食物。

（2）积极治疗原发疾病。

（3）做好宝宝保健工作，调节精神情绪，加强体格锻炼，提高抗病能力。

（4）注意饮食卫生，宜吃营养丰富易消化的食物。

（5）保持病室安静，减少刺激，保证宝宝安静休息。

癫痫

癫痫多因小儿神经系统发育不全，大脑皮层受到高热或剧烈的精神刺激，产生过度兴奋而出现不省人事、两眼紧闭或半开、眼球

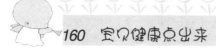
上翻、牙关紧闭、口角抽动、头向后仰、四肢反复屈伸等症状，同时因胸、腹肌强直，呼吸停顿，故全身缺氧，口唇青紫，身体强直，持续十几秒钟或 1~2 分钟，但也有极少数小儿症状较轻，意识尚清楚。这是一个危急重症，关键时期可以用"点一点"来救急一把。

操作方法

第一步：患儿坐位，以拇指按揉百会穴 1~3 分钟。

第二步：患儿仰卧，以中指指腹贴于中脘穴，顺时针按揉 2~5 分钟。

第三步：患儿仰卧，以双手大鱼际分推胸部 5~8 遍，然后点揉膻中穴 1 分钟。

第四步：患儿俯卧，以拇、示、中三指，自下向上捏拿脊背 5~10 遍。

第五步：以指按揉心俞、厥阴俞、肝俞、脾俞、肾俞穴各 1 分钟。

不过一旦度过危急关头，还是应该去寻求正规治疗。

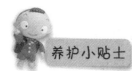

养护小贴士

（1）合理安排患儿的生活、学习，保证充分的休息，饮食不过量，饮水勿过多，避免睡眠不足及情绪波动。

（2）饮食上要定时定量，不要暴饮暴食；忌食辛辣及海鲜等发物，忌喝咖啡。

（3）家长要留心观察，摸索规律，注意避免促成宝宝发作的原因，如过度疲劳、情绪激动、睡眠不足、进食过量、高声、强光、感冒等，尤其是幼儿。高热抽风的小儿转为癫痫患儿的比例大致为25％，因此孩子出现高热应及时就诊进行相应的治疗。

如果宝宝患了癫痫，家人不要过分紧张，因为随着医疗水平的提高，约80％的患儿通过治疗，病情能得到控制，其中50％的患儿治疗停药后可终身不发作。

睡觉易醒

有的宝宝睡着以后，只要有一点点响声就会醒来，往往大哭不止需要哄很久才能重新入睡，搅得爸妈也无法安睡。对于这个小麻烦，先要排除病理上的原因。如果宝宝在易惊的同时出现枕秃或盗汗的情况，就要怀疑是否缺钙，应该去医院做相关的检查。

当然了，绝大部分宝宝没有那么复杂，仅仅是因为一些生活中没有注意的细节性问题才会这样，那么就看看如何用"点一点"的办法帮你搞定这个问题吧。

宝宝神经系统比较脆弱，白天受了惊吓、被爸妈打骂过等，会导致晚上睡不安稳。轻度的话爸妈只需要在宝宝惊醒时抱起来柔声安慰、轻轻拍拍宝宝背部即可，通常1～2天会自愈。情况重一些的话，那就需要我们动手"点一点"，施展"绝招"了。

操作方法

（1）捏脊这个"广谱"的能增强宝宝体质的办法，我们自然不

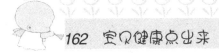
能忘记了，具体的操作办法在此就不再多说了。

（2）在给宝宝一些柔声安慰的同时，轻轻地揉捏宝宝的耳垂，这样能很快让宝宝安静下来。

（3）给宝宝搓搓脚心，尤其是涌泉穴，用拇指指腹轻揉5分钟。

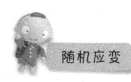

随机应变

缺乏安全感的宝宝表现为拒绝和陌生人交往；对新鲜事物没有探索欲；对陌生人和陌生环境感到害怕；不敢一个人在家；不愿意或不敢和同学说话；发生矛盾时退缩；不喜欢学校，不愿意上学。

对于这样的宝宝，我们在排除外界因素的同时，也不能不关注他们自身脏腑气血阴阳的失调，因为如果一个人五脏气血调和，那么是不会出现这些问题的，所以我们不能仅仅就用一个"心理素质差"，就把宝宝身体上出现的一些问题掩盖掉，但是辛苦的爸妈们也不要因此而紧张焦虑，"点一点"的方法是有能力帮你们解决这些问题的。

第一步：用中指指腹轻轻地给宝宝点揉百会（囟门没有闭合的宝宝就不要做了）。

第二步：顺时针给宝宝摩腹5分钟左右。

第三步：握着宝宝的小腿轻轻地揉足三里5分钟左右。

第四步：捏宝宝的脚跟，一边捏一边给宝宝交流一些能让宝宝高兴的事情，比如讲故事、看图画等。

经过这样处理两三天，宝宝的睡觉往往就能明显地安稳。

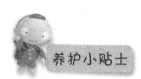

养护小贴士

其实更多易惊醒的宝宝是由于家人养护不当造成的，那么我们就需要以下养护小贴士了。

比如说宝宝在睡觉之前看了很紧张的影片或玩得太疯，晚上易惊醒和尿床，那么我们只要适当控制孩子的运动量，尤其是睡觉前不要让其疯玩就可以了。

有一些家庭非常担心宝宝的睡眠被打扰，在宝宝睡觉的时候不敢发出任何声响，这样就造成宝宝在睡觉时非常敏感，一有响声就醒。所以不要刻意安排宝宝在一个绝对安静的环境里睡觉。

抱得太多，使宝宝对成人的怀抱产生过度的依赖。久而久之，就越来越难放下来令他安睡。可以用几天时间狠狠心，给宝宝"断抱"，也可以坚持抱到宝宝自动改正的那一天。

有些宝宝经常是含着乳头入睡，一旦发现乳头不见了即大哭起来，一定要含着乳头才能重新入睡。如果能改变宝宝这一习惯是最好的，也可以考虑使用安抚奶嘴。

疝　气

小儿在出生后数天、数月或数年后，通常在小孩哭闹、剧烈运动、大便干结时，在腹股沟处会有一突起块状肿物，有时会延伸至阴囊或阴唇部位；在平躺或用手按压时会自行消失；甚至有时会出现腹痛、恶心、呕吐、发热，厌食或哭闹、烦躁不安。如果肿物不能返纳腹腔，小儿就会因腹痛加剧而哭闹不止，继而出现呕吐、腹

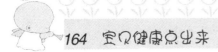
胀、排便不畅等肠梗阻症状，在腹股沟或阴囊内可见椭圆形肿物，质地硬，触痛明显；嵌顿时间久者皮肤可见红肿，若长时间肠管不能回纳，则有可能出现肠管缺血坏死等严重并发症。

操作方法

第一步：让宝宝仰卧于治疗床上，用单手掌由腹部左侧向右侧做旋弧状揉捏，用拇指按压天枢、气海、关元穴各1分钟。

第二步：用手将宝宝脱垂下来的肿块（肠段）轻轻推送入腹腔之中，同时让宝宝提气收腹，降低腹腔内压力，至其脱垂的肠段完全还纳至腹腔之中。

第三步：用食指着力，在宝宝腹腔下缘之皮外环处（即肠段脱出之口）反复捻揉5～10分钟，以促使其逐渐闭合。

第四步：宝宝俯卧，用双手拇指与食指将宝宝背部皮肤捏起，左右来回捻揉，反复数次。再用双手拇指沿脊柱两侧边缘由上而下捏4～5次（捏脊法）。

第五步：用拇指点揉两侧期门、血海20～30次。

坚持每天1～2次按摩，每10天为一疗程。

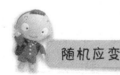

随机应变

（1）宝宝阴囊肿大、散坠、欠温，面浮色白，或萎黄，气短，动则喘而汗出，纳差，大便稀溏，舌淡、苔白时，需要补脾经100次，补肾经50次，补肺经50次，推三关50次，揉丹田100次，按揉血海 50 次，足三里 5 分钟，三阴交 50 次。

（2）宝宝阴囊胀大，按则痛甚，手足躁动，易怒善哭，不得安卧，舌质偏红或暗时，需要清脾经 100 次，清肝经 50 次，分推大横纹 50 次，揉膻中 50 次，揉肺俞 30 次，搓摩胁肋 10 次。

（3）宝宝阴囊肿硬，局部不温，拒按，喜暖恶寒，得温则舒，小便清长，大便稀溏时，需要清补脾经 100 次，清小肠 50 次，揉外劳宫 30 次，揉丹田 50 次，按揉足三里 10 分钟，三阴交 50 次，推三关 100 次。

（4）宝宝阴囊红肿坠胀，局部湿热，少腹胀满坠痛，小便短赤，大便臭秽，舌红苔黄厚腻时，需要清脾经 100 次，清肺经 50 次，清小肠 50 次，按揉鱼际 50 次，退六腑 50 次，按揉三阴交 50 次。

（5）若痛甚者，加拿肚角。

（6）若疝气严重时，阴部及腹股沟部突起，并有异物感，应将突出物轻轻上托，拿挤复位。

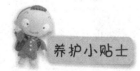

（1）由于疝气可在婴儿期发生，故应在该时期经常注意观察宝宝的腹股沟部或阴囊处是否肿，或是否存在时隐时现的块物，遇有疑问及时请教医生。

（2）虽然患疝气的较多为男孩，但女孩也会发生疝气。对女孩的疝气更要提高警惕，因为常有卵巢、输卵管进入疝囊。

（3）婴儿期不要将宝宝的腹部裹得太紧，以免加重腹内压力。不要让宝宝过早站立，以免肠管下坠形成腹股沟疝。

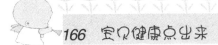
（4）吃些易消化和含纤维素多的食品，以保持大便通畅。宝宝大便干燥时，应采取通便措施，不要让宝宝用力排大便。

（5）不要让宝宝大声咳嗽，患咳嗽的宝宝要在医生指导下适当吃些止咳药。避免宝宝大声啼哭，防止腹压升高。

（6）可将茴香子炒过，分作两包，交替熨患处。或用白附子一个，研为末，加口涎调填脐上，再以艾灸三壮或五壮，即愈。

鼻　炎

小儿鼻炎和感冒的症状非常相似，当孩子出现鼻塞、鼻涕呈黏液性或黏液脓性、咽痛、头痛、喷嚏连连、嗅觉失灵、精神萎靡等症状时，家长往往会认为孩子是感冒了，其实是鼻炎在作怪。感冒虽然也打喷嚏，但是不会像过敏性鼻炎那样，一天打几十个喷嚏，"刹不住车"。儿童时期，机体各器官的形态发育和生理功能不完善造成儿童抵抗力和对外界适应力较差，因此儿童更容易患鼻炎。随着环境污染、抗生素滥用的加剧，小儿身体素质和抵抗力下降，患过敏性鼻炎越来越多。小儿过敏性鼻炎的临床特征为反复发作性鼻痒、打喷嚏、流大量清涕，以及发作时鼻黏膜苍白、呈季节性或常年性发作、无全身无力等现象；而过敏性鼻炎只是针对鼻部的不适，并没有全身症状。

操作方法

（1）开天门：患儿坐位或仰卧，家长以双手拇指指腹，从攒竹穴开始，向上直推至发际，反复操作 15～30 次。如果操作得好的话，可令患儿汗出，若其体弱或平素多汗者少用。

（2）推坎宫、揉太阳：以双手拇指从印堂沿上眼眶，分推至双侧太阳处，反复操作 15～30 次。然后，按揉太阳 1 分钟，这样对于宝宝头痛有很好的止疼作用。

（3）以拇指指腹点揉双侧迎香各 1～3 分钟。可以通鼻窍，对鼻塞流涕、呼吸不畅效果好。

（4）以示指指腹在鼻两侧快速推擦 1～3 分钟，以局部产生灼热感为度。擦法具有柔和的温热刺激，能温经通络，温中散寒，解痉镇痛，治疗风寒外束，肌腠闭塞，正邪相争之外感风寒证。

（5）按揉双侧合谷穴各 1～3 分钟。

（6）以一手扶住患儿前额，用另一手的拇、中二指点揉双侧风池穴 1～3 分钟。能发汗解表、祛风散寒，可立见汗出。

（7）患儿俯卧，家长以单掌横擦背，以透热为度。

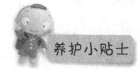

养护小贴士

（1）注意加强锻炼，增强体质，以防感冒。

（2）避免吸入刺激性的气体，如粉尘、烟雾等。冬季应选用加湿器，避免室内空气过于干燥而引发的鼻腔不适症状。游泳时姿势要正确，尽量做到头露出水面。

（3）平时注意鼻腔卫生，注意擤鼻涕方法。鼻塞多涕者，宜先按塞一侧鼻孔，稍稍用力外擤，之后交替而擤。

（4）加强营养，饮食宜清淡易消化，多饮水，少食辛辣厚味之品，多食蔬菜，保持大便通畅。

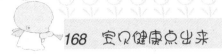

（5）保持孩子心情舒畅、精神愉快，同时注意不要过劳。

近　视

　　近视是以视近清楚，视远模糊为特征的眼病。多由于小儿脏腑娇嫩，形气未充，发育尚未成熟，若长期用眼不当，阅读时间过长，或光线太暗或过强等原因，目中视光不足，不能发越于远处，而成近视。推拿治疗假性近视效果较好。父母高度近视遗传而来的先天近视较少见。那么我们看看如何用"点一点"来解决这个小问题。

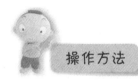

操作方法

　　（1）治疗者首先搓热双手，热敷宝宝眼睛。热敷可以明目，活化眼周、眼内血液循环。

　　（2）开天门：患儿坐位或仰卧，家长以双手拇指指腹，从攒竹穴开始，向上直推至发际，反复操作15～30次。可以疏风解表，镇惊安神，醒脑止痛。推本穴可令汗出，若患儿体弱或平素多汗，应慎用。

　　（3）推坎宫：以双手拇指从印堂沿上眼眶，分推至双侧太阳穴处，反复操作15～30次。

　　（4）揉太阳：按揉太阳1分钟。

　　（5）点按眼睛周围穴位：患儿仰卧，医者站患儿头前。双手中指指腹分别依次压迫睛明、攒竹（眉头内侧凹陷处）、鱼腰、丝竹空、瞳子髎、承泣（眼正视位于瞳孔直下，眼眶下缘）、四白，每个穴位压迫1分钟，再顺时针方向旋转按摩眼周36次，接着逆时针方向旋转按摩眼周 36 次。

（6）推拿眼睑：推拿上下眼睑各 36 次，再双手拇指指腹推拿眼周围，由内侧向外推拿按摩。捏揉耳垂 30 秒。

（7）拇指揉压额部和头部正中线、膀胱经（正中线旁开 1.5 厘米左右）。

（8）补脾经 100 次、补心经 100 次、补肾经 100 次、揉上马 100 次。

（9）拿捏颈项部，揉耳后高骨 1 分钟，揉风池 30 秒，捏拿肩井 5～10 次。

（10）分别点按双侧曲池、合谷、光明、三阴交，每穴 30 秒。

（11）揉脊柱两侧 9 遍，按揉心俞、脾俞、肝俞、肾俞，每穴 30 秒。

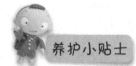

养护小贴士

（1）注意阅读条件，不要在光线直射下或光线较暗处阅读学习。

（2）学习姿势要端正，眼与书本的距离保持在 33 厘米左右。

（3）连续用眼 1 小时后，休息 10～15 分钟并远眺。

（4）坚持做眼保健操。

（5）醒目汤：枸杞 10 克，陈皮 3 克，桂圆肉 10 个，蜂蜜 1 匙。将枸杞子、陈皮放在纱布内扎好，然后与桂圆肉一起放在锅内，加水适量，煮沸 30 分钟后，取桂圆肉及汤，并加蜂蜜，当点心吃。

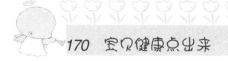

弱 视

凡眼部无明显器质性改变，而视力矫正小于0.8者称为弱视。如果早期发现、坚持矫正，80%～90%的儿童均能得到治愈，恢复正常视功能，如果延误治疗（如10周岁以上）将终生低视力，而严重影响儿童的学习、工作、生活及身心健康。许多爸爸妈妈对于这个问题心急如焚，到处寻找治疗的"名医"，可是结果却往往是不尽如人意，不过也许"点一点"能够对你能有所帮助。

操作方法

第一步：治疗者首先搓热双手，热敷宝宝双眼。热敷可以明目，活化眼周、眼内血液循环。

第二步：开天门、推坎宫均反复操作15～30次；揉太阳1分钟。可疏风解表，醒脑明目，止头痛。

第三步：点按眼睛周围穴位：双手拇指指腹依次压迫睛明、攒竹、鱼腰、丝竹空、瞳子髎、承泣、四白，每个穴位压迫1分钟。再顺时针方向旋转按摩眼周36次，再逆时针方向旋转按摩眼周36次。

第四步：拿风池30秒。

第五步：补脾经300次、补心经300次、补肝经300次、补肾经300次、揉上马300次。

第六步：揉脊柱两侧9次，按揉心俞、脾俞、肝俞、肾俞，每穴30秒。

第七步：分别点按双侧光明、三阴交、太溪，每穴30秒。

第八步：总收法。一手中指或拇指按揉小儿一侧肩井；另一手紧拿住小儿同侧上肢的四指，屈伸并摇动其上肢。一侧做完后以同样方法做另一侧。按揉3～5次，摇、屈伸20～30次。可以宣通气血。

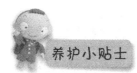

弱视多是因营养物质缺乏而引起的眼球神经病变，其中的一个主要原因就是缺乏维生素类，尤其是维生素 B_1。维生素 B_1 有维持神经组织正常传导功能的作用，视神经是连接大脑和眼球的桥梁，如果维生素 B_1 缺乏，很容易就引起视觉信息的传递障碍，导致视力下降。其次，维生素 A 及锌、硒、锰等微量元素的缺乏，也是导致弱视的原因。所以，家长在给孩子选择的食物中，可以有花生、豌豆、黄豆、葵花子等富含维生素 B_1 的食物，动物性食物中有甲鱼、螺蛳、猪肉、羊肝、羊肾等。

远 视

远视是一种屈光不正，多见于儿童及青少年，与眼球的发育有关。随着体格的发育，眼球也在不断地发育，眼的前后径逐渐增长，直至正常。有些儿童在眼的发育过程中，由于遗传因素和外界环境的影响，眼球发育落后或停止发育，就会成为远视眼。远视度数一般不会随着年龄的增加而加深，往往有一定的下降趋势。

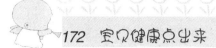

操作方法

第一步：搓热双手。

第二步：开天门、推坎宫均反复操作 15 ~ 30 次；揉太阳 1 分钟。

第三步：点按眼睛周围穴位：双手拇指指腹分别依次压点睛明、攒竹、鱼腰、丝竹空、瞳子髎、承泣、四白，每个穴位压点 1 分钟。然后顺时针方向旋转按摩眼周 36 次，再逆时针方向旋转按摩眼周 36 次。最后推拿上下眼睑各 36 次，再双手拇指指腹推拿眼周围，由内侧向外推拿按摩。

第四步：拇指揉压额部和头部三条线；拿风池 30 秒。

第五步：补脾经 300 次、补心经 300 次、补肾经 300 次、揉上马 300 次。

第六步：捏脊 9 遍。

第七步：分别点按双侧光明、三阴交、太溪，每穴 30 秒。

第八步：总收法。一手中指或拇指按揉小儿一侧肩井；另一手紧拿住小儿同侧上肢的四指，屈伸并摇动其上肢。一侧做完后以同样方法做另一侧。按揉 3 ~ 5 次，摇、屈伸 20 ~ 30 次。可以宣通气血。

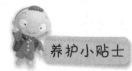

养护小贴士

（1）要控制用眼时间：看书写字 1 小时后要休息眼睛，最好远看绿色植物 10 分钟，每天看电视或用电脑不超过 1 小时。

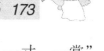

（2）要保持用眼距离：看书、写字保持"一尺、一寸、一掌"原则，坐姿要端正；看电视要在 2 米以外，电脑屏幕应低于眼睛。

（3）每天做 2 次眼保健操。

（4）应加强眼睛的营养，尽量多吃蔬菜、水果，补充蛋白质、钙质及维生素类含量丰富的食物。

斜　视

斜视主要以眼球偏斜为特征。以外斜视和内斜视为多见，若双眼注视同一前方目标，其中一眼或双眼偏于鼻侧者为"内斜视"；若一眼或双眼偏于颞侧者为"外斜视"。还有"上斜视"和"下斜视"。另外，也可因为头面外伤，使脑筋急缩而致眼球偏斜，这个在此不做叙述。

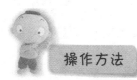

（1）让小儿仰卧，坐于小儿头前，用两手拇指交替开天门、推坎宫各 300 ~ 500 次。

（2）用示指或中指按揉攒竹、鱼腰、瞳子髎、太阳、球后、睛明等穴 1 ~ 2 分钟。

（3）用拇指或者大鱼际推运眼球 3 ~ 5 次，用拇、示指捏拿上下眼睑，快拿快放，用中指抹揉眼眶周围数次。

（4）两拇指揉压头部督脉、膀胱经路线 3 ~ 4 次。

（5）补肾经 100 ~ 500 次，揉肾俞 50 ~ 100 次，揉二马 50 ~ 100 次，滋阴补肾。

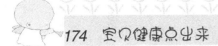
（6）补脾经、揉中脘各 100～500 次，按揉脾俞 50～100 次，运内八卦、揉外劳宫各 100～500 次，推三关 100～500 次；摩腹 2 分钟，捏脊 6 遍。

（7）掐揉小天心、清肝经各 100～500 次，掐端正 3～5 次。

随机应变

如果视一为二，恶心呕吐，头晕目眩，揉膻中、揉乳旁、揉肺俞、揉肝俞、揉肾纹、捣小天心。

如果小儿为外斜视，重点按揉眼眶内侧穴位如睛明、攒竹。

如果内斜视，以捏拿眼眶外侧穴位如瞳子髎、丝竹空为重点进行治疗。

如果上斜视，以揉拨眼眶下部穴位如球后、四白等为重点进行治疗。

如果下斜视，以揉拨眼眶上部穴位如阳白、鱼腰等为重点进行治疗。

腹　泻

腹泻是宝宝出现大便次数增多，粪质稀薄或为水样，多数伴有宝宝哭闹的临床常见症候。3 岁以下婴幼儿更为多见，年龄越小，发病率越高。四季皆可发生，又以夏秋季为多。如果治疗不及时，病程过久，会引起小儿的营养不良，影响生长发育。

腹泻的原因很多，病理过程、宝宝的表现截然不同，在"点一点"的时候自然就不能搞一刀切，所以我们必须学会随机应变。

随机应变

（1）如果大便清稀多沫，色淡不臭，肠鸣腹痛，面色淡白，小便清长，示指指纹色红，是寒湿泻。治疗可推三关100次，揉外劳宫50次，补脾经50次，揉摩脐50次，按揉足三里10分钟，补大肠50次，推上七节骨50次，揉龟尾50次。如果腹痛、肠鸣比较重，加揉一窝风100次，拿肚角5次；体虚，加捏脊10遍；惊恐不安，加清肝经50次，掐揉五指节50次。

（2）如果泻下稀薄或如水注，色深黄而臭，或见少许黏液，腹部时感疼痛、食欲不振，或者还伴有发热、口渴、小便短赤、示指指纹色紫，可推脾经100次，清胃经50次，清大肠50次，揉天枢100次，清小肠50次，清天河水50次，退六腑100次，揉龟尾50次，推下七节骨100次。

（3）如果腹胀、腹痛，痛则欲泻，泻后疼痛减轻，粪便酸臭，不想吃饭，呕吐酸馊，晚上睡不安稳，示指指纹紫红。可补脾经30次，揉中脘50次，运内八卦20次，揉板门30次，分腹阴阳20次，捏脊7次，清大肠100次，揉天枢50次，揉龟尾30次。

（4）如果久泻不愈，或经常发作，大便稀溏，食后作泻，色淡不臭，时轻时重，面色萎黄，神疲倦怠，示指指纹色淡。可补脾经100次，补大肠100次，推三关100次，摩腹10分钟，揉脐5分钟，捏脊7遍，按揉足三里10分钟，推上七节骨100次，揉龟尾50次，直到皮肤发红为止。

一般来说，宝宝腹泻往往推拿3～5次就能有效地减轻，一天可

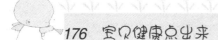
以操作 2~3 次。如果效果不佳就赶紧去医院寻求规范的治疗。

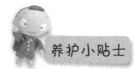

（1）注意饮食卫生，饮食宜定时定量，不宜过食肥厚油腻之品。

（2）合理喂养。添加辅食时，品种不宜过多，变换不宜过频，要使婴儿逐渐适应新的食品后，再渐次增加其他食品。

（3）避免腹部受凉。

（4）发病期间，控制饮食。

（5）大便后用温水清洗臀部，并扑上滑石粉，防止发生红臀。

口角流涎

小儿流涎也就是流口水，是指口中唾液不自觉从口内流溢出的一种病症。一般来讲，1 岁以内的婴幼儿因口腔容积小，唾液分泌量大，加之出牙对牙龈的刺激，大多都会流口水，不必治疗。

在婴儿长到 6 月龄以后，身体各器官明显地发生变化。此时婴儿所需营养已不能局限于母乳，要逐步用米糊、菜泥等营养丰富、容易消化的辅食品来补充。有些母亲用母乳喂养小儿到 15 个月以上才断奶，并且断奶后再喂辅食，这样的小儿脾胃比较虚弱，不能摄纳精液，易致口角流涎。

（1）患儿仰卧，以掌心对准其肚脐顺时针方向在腹部做摩腹 5

分钟。

（2）患儿仰卧，家长以两手大拇指自中脘至脐向两旁分推 20 ～ 50 次。

（3）患儿俯卧，家长以中指指腹按揉脾俞、胃俞各 1 分钟。

（4）按揉足三里、三阴交各 1 分钟。

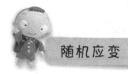

（1）如果宝宝表现为流涎不止，涎液清稀，面色苍白或萎黄，食欲不振，体倦乏力，四肢不温，大便稀薄、小便清长，舌质淡，苔白而滑，那是因为脾胃虚弱，可以补充操作以下步骤：①补脾经 100 次。②掐揉四横纹 100 次，揉外劳宫 100 次。③推三关 100 次，揉小天心 200 次，运内八卦 100 次，补肺经 300 次。

（2）如果宝宝表现为流涎，涎热而黏，口角糜烂，口臭而渴，烦躁不安，大便秘结，小便短赤，舌质红，苔黄，是因为脾胃湿热。常规的"点一点"方法补脾经 100 次加上：①退六腑 200 次。②清天河水 100 次。③清胃经 200 次。④揉涌泉 100 次。

（3）心脾郁热型：症见小儿口涎外流，涎液黏稠而热，心烦不安，口赤口臭，大便干结，小便短赤，舌质红，苔薄黄。常规"点一点"手法补脾经 100 次加上：①清小肠 300 次，退六腑 200 次。②清心经 200 次。③揉小天心 100 次。

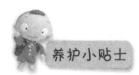

（1）吴茱萸 30 克，研为细末，用醋调匀，晚间外敷两足心涌泉穴，纱布覆盖，胶布固定，以防脱落。每 12 小时换药 1 次。一般一天见效，2～3 天痊愈。

（2）宝宝经常出现流涎，尤其是乳牙已萌出的宝宝出现经常性的流涎时，一定要及时就医，排除疾病因素。

肥胖症

肥胖症是一种营养障碍性疾病。体重超过同性别、同身高参照人群均值的 20% 即可称为肥胖。那么多少是理想体重呢？下面是小儿的标准体重计算公式。

1～6 个月：标准体重（千克）= 出生体重（千克）+ 月龄 ×0.6

7～12 个月：标准体重（千克）= 出生体重（千克）+ 月龄 ×0.5

1 岁以上：标准体重（千克）= 8 + 年龄 ×2

根据公式（实测体重/标准体重 −1）×100%，如果超过 10%，可以看作超重，一旦超过 20%，则属于肥胖。任何年龄段的小儿均可发生肥胖，但最常见于婴儿期、学龄前期及青春期。这种小儿的食欲非常好，饭量也大；喜欢食用甘肥的食品，而进食蔬菜则较少；常不好动，性情较孤僻。

肥胖症不但影响儿童期的健康、心理，而且可延续至成人，容易引起高血压、糖尿病、冠心病、痛风等疾病。儿童肥胖症是指儿童体内脂肪积聚过多。现在各种各样的减肥广告让人眼花缭乱，在此我们给大家说一点常用的减肥办法吧。

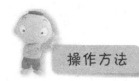

（1）患儿仰卧，家长站其头前，以单掌从心窝向下，直推至耻骨，共10次。

（2）患儿仰卧，家长坐其右侧，以右手小鱼际逆时针摩中脘5分钟，力量宜稍重；以右手大拇指、中指顺时针揉双侧天枢、气海、关元，各1~3分钟。

（3）患儿仰卧，家长以双手的大拇指、示指和中指，稍用力同时提拿脐上、脐下部位的肌肉组织，拿起时可加捻压动作，放下时动作应缓慢，反复操作10~20次。

（4）以双手全掌，沿着患儿升结肠、横结肠、降结肠的方向，交替摩动10~20次。

（5）患儿俯卧位，家长以全掌沿脊柱两侧从上向下拍击。反复操作10~15遍。按揉脾俞、胃俞各1分钟。

（6）患儿俯卧，家长以全掌横擦患儿腰骶部，以透热为度。

（7）患儿仰卧，家长按揉其四肢部肌肉，操作3分钟。按揉足三里、点按丰隆，各1~3分钟，弹拨合谷10~15次。

（1）如果肥胖同时气短、乏力，以上治疗步骤可再加上：①按揉膻中穴1分钟。②捏脊5~10遍。③横擦胸上方，以透热为度。

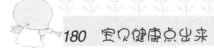
④补脾经 300 次。⑤补肺经 100 次。

（2）如果肥胖同时便秘，再加上：①推下七节骨 300 次。②点揉龟尾 1 分钟。③搓擦两胁 30 ~ 50 次。

（1）对小儿食欲旺盛者，应挑选体积较大而供热量较少的食物以满足小儿的食欲，如蔬菜、瓜果等。尽量避免油腻甜食及食盐较多的膳食。

（2）应该鼓励小儿坚持进行体育锻炼，以采取散步、游戏、体操或慢跑等轻体育活动为宜，逐渐增加运动量及时间。不要进行大运动量的活动，以免增加食欲而更为肥胖。

（3）家长应接受营养知识方面的教育，应认识到小儿肥胖不等于健康，摄入的热量能保证小儿正常生长发育即可。

（4）不要认为哭闹即为饥饿而随时喂食物。

小儿发育不良

小儿发育不良主要表现在体重、身高、头围、胸围、囟门、牙齿、动作、语言等方面，如表现为囟门合迟、肌肉消瘦、四肢消瘦、语迟、行迟、齿迟即为发育不良。小儿发育不良的根本原因是肾气不足。

（1）小儿正坐或仰卧，操作者一手按捏被按摩侧手的四指，使

掌心朝上；另一手插入虎口，用大拇指的指腹按揉板门穴（拇指本节下 0.5 寸，手掌大鱼际平面处），连揉 1 分钟。

（2）小儿俯卧，操作者以单手或两手五指略分开，屈曲如鹰爪，在背部及腋后提抓拿捏，从颈下部位到臀部，连拿 3 次。

（3）补肾经 300 次，补脾经 300 次，清肝木 200 次，清心火 200 次，补肺金 300 次，掐揉四横纹 10 次。

（4）推三关 50 次。

（5）摩腹 1 分钟。

（6）捏脊 9 次。

（7）按揉双合谷、双太冲、双神门、双昆仑、双足三里，每穴 30 秒。

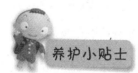

（1）不宜饮茶。茶会影响牛奶、蔬菜等食物中铁、钙质的吸收，引起相应元素的缺乏，注意饮食调摄，蜂蜜、胡萝卜、虾皮、香菇及蛋类、海藻类食物有助于生长发育，可多食用。

（2）不宜多食冷饮。食冷饮易使胃肠功能紊乱，导致肠炎腹泻，消化不良，影响食欲。

（3）食物不宜过咸。过咸的食物破坏食欲，刺激黏膜，还可导致儿童高血压等疾病。

（4）少食甜食。甜食过多会影响食欲，导致偏食、厌食，另外还影响机体吸收和利用锰、锌、铬等微量元素及 B 族维生素成分，降低抗病能力，影响生长发育。

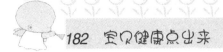
呕 吐

呕吐是小儿常出现的一种状况，它指乳食由胃中经口而出，如果小儿在哺乳后乳汁从口角溢出，则称溢乳，不属于呕吐。需要注意的是，呕吐也许是某些急性传染病和急腹症的先兆症状，要及时去医院就诊。

胃为水谷之海，以降为和，小儿脾胃薄弱，胃部受寒、胃热、伤食，都将会引起胃失和降，气逆，呕吐。其治法是不同的。

随机应变

（1）如脾胃虚弱，体虚中寒则小儿起病比较缓慢，病程比较长，食后很久才吐，也有可能早上吃的东西晚上吐，吐出的东西为清稀的痰水或者不消化的残余乳食，不酸不臭，呕吐症状时好时坏，手脚不温，腹痛绵绵不断，大便溏薄，小便清长。

1）推天柱骨 50 次，可和胃降逆、祛寒止呕；配横纹推向板门 50 次、运内八卦 100 次，可治疗呕吐。

2）补脾经 200 次、揉板门 100 次、揉中脘 50 次，可健脾和胃，温中散寒，降逆止呕。

3）推三关 100 次、揉外劳宫 50 次，以加强温中作用。

（2）胃热的小儿常表现为吃点东西就吐，呕吐物的气味酸臭，小儿常口渴，喜欢饮品，身上发热，神色烦躁，唇干面赤，大便极臭或者便秘，小便呈赤黄色，食指指纹色紫。

1）清脾胃各 50 次，配推天柱骨 50 次，可清中焦积热、和胃降逆止呕。

2）退六腑 100 次，加强清热作用。

3）运内八卦 100 次、横纹推向板门 50 次，可宽胸理气，和胃止呕。

4）清大肠 200 次、推下七节骨 200 次，可泻热通便。

5）分腹阴阳 20 次、揉中脘 100 次，可理气降逆，助运化。

（3）小儿伤食吐表现为呕吐酸馊乳块或不消化食物，口气臭，不好好吃饭，肚子胀满，大便酸臭，有时便溏，有时便秘，舌苔厚腻，指纹色紫。

1）补脾经、揉板门、揉中脘各 100～300 次、摩腹 2 分钟、按揉足三里 50 次，可健脾和胃，以助运化。

2）揉板门、运内八卦各 100～300 次，可宽胸理气，消食导滞。

3）分腹阴阳 20 次、横纹推向板门 50 次，可降逆止呕。

养护小贴士

（1）定时定量吃饭，不宜过饱，尤其不宜过食炙煿和肥腻不消化的食物。年轻的爸爸妈妈大多对小儿娇养太过，唯恐宝宝饿出个营养不良，让孩子多吃多吃再多吃，结果伤了脾胃。

（2）哺乳不宜过急，防小儿吞进空气。

（3）呕吐时让小儿侧卧，以免呕吐物呛入气管。

（4）如果轻度呕吐，可以让小儿少量多次进食，较严重的话，应暂时禁食，必要时寻求医生帮助以防脱水。

磨 牙

磨牙患儿多集中在 1～6 岁的年龄段。此时宝宝的各个器官发育不成熟，正如中医讲的"脾常不足""脏腑柔弱"，包括消化器官在内的人体部件均是成而未全，全而未壮。如果此时家长对宝宝进食约束不严，不忌生冷，就会出现脾胃不和的情况，导致胃肠功能紊乱，在熟睡后就表现为磨牙。

脾胃不和有两大原因：

一是小儿生理特点，有些孩子有挑食、偏食等不良习惯，这容易缺乏钙和维生素，还有些孩子"早餐不愿吃，晚餐撑个死"，这容易引起消化功能紊乱。因为晚餐吃得太多，睡觉时胃肠内仍积存有食物，胃肠道不得不加班工作，来完成消化吸收的任务。反映肠道情况的大肠经从手指开始，顺着胳膊一直到达牙齿，所以胃肠功能稍有变化，就有可能反映到牙齿。磨牙，正是胃肠功能弱、人体处于脾胃不和状态中的表现。

二是滥用抗生素。这是导致亚健康的另一原因。抗生素并不智能，它在杀死坏细菌的同时，也会杀死人体有益菌。宝宝体内菌群失调的直接后果是胃肠功能进一步紊乱，最终进入越治越重，越重越用抗生素的怪圈。

此外，如果孩子肚子里长有蛔虫，也会引起磨牙。蛔虫在孩子的小肠内掠夺各种营养物质，分泌毒素，上下乱窜，极不安宁，刺激肠管使蠕动加快，引起消化不良，肝、肚脐周围隐痛，这样会使小孩在睡眠中神经兴奋性不稳定，从而引起磨牙。有蛲虫病的孩子，每当睡觉后蛲虫常爬到肛门口产卵，引起肛门瘙痒，导致孩子睡不安宁，也会发生夜磨牙现象。

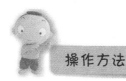

操作方法

（1）清胃经：术者一手持患儿拇指以固定，另一手以拇指端自掌根推向指根方向直推 100～500 次，可以清中焦湿热，泻胃火。

（2）清脾经：术者一手持患儿拇指伸直以固定，另一手以拇指指端自患儿指根方向直推至指尖 100～500 次，可以清热利湿。

（3）顺运内八卦：术者一手持患儿四指以固定，掌心向上，拇指按定离卦；另一手示、中二指夹持患儿拇指，拇指自乾卦运至兑卦，运 100～500 次。可以宽胸理气，止咳化痰，行滞消食。

（4）清大肠：术者一手持患儿示指以固定，另一手以拇指指端由患儿虎口推向示指尖 100～500 次，可以清利肠府，除湿热，导积滞。

（5）掐四横纹：一手将患儿四指并拢用另手拇指罗纹面从患儿示指横纹处推向小指横纹处，推 100～300 次，可调中行气、和气血、清胀满，治疗疳积、腹胀、气血不和、消化不良等症。

（6）掐小横纹：术者一手指将患儿四指固定，另一手拇指指甲由患儿示指依次掐至小指，掐 3～5 次，可以治疗脾胃热结，口唇破烂及腹胀等症。

（7）揉脘腹 3 分钟。

（8）搓摩胁肋：术者两手掌自患儿两胁腋下搓摩至天枢处 50～100 次，可顺气化痰，除胸闷，开积聚。用治小儿食积、痰壅、气逆所致的胸闷、腹胀等症。治疗肝脾肿大，须久久搓摩。中气下陷，

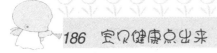

肾不纳气者慎用本穴。

（9）天门入虎口：术者以一手持患儿手之四指，使掌心向上；以另一手中指指端或拇指指端由小儿示指指尖推向手掌心内侧"乾宫"处（即小鱼际处），推50次，常用于治食积，消化不良。

（10）按足三里1分钟。

养护小贴士

（1）吃饭应定时定量，寒温适宜。

（2）磨牙期间应让宝宝少食或尽量避免油腻、煎炸及辛辣食品，这些食物热量高，体内湿热过盛，更容易生病。

（3）如果宝宝有挑食的毛病，磨牙期间也应特别注意，家长可以把宝宝不喜欢吃的食物多做几个花样，尽量做到食物的均衡摄入，让宝宝吸收来自各种食物中的营养，也能起到少生病，增强抵抗力的作用。

汗　证

汗证是指小儿在安静状态下，全身或局部出汗过多。有盗汗和自汗之分，盗汗是睡时汗出，醒后汗止。自汗是不分是否睡觉的无故汗出。汗证小儿通常身体素质较弱。

操作方法

（1）补肺经300次，补肾经300次，补脾经300次。

（2）揉肾顶 1 分钟，揉肾纹 2 分钟，清天河水 100 次，清肝经 200 次，清大肠 100 次，揉小天心 20 次。

（3）按揉百会 10 次，揉涌泉 30 次，按揉神门、足三里、太溪各 20 次，掐阴郄 30 次。

（4）患儿俯卧，家长以大拇指按揉心俞、肺俞、脾俞、肾俞各穴 1 分钟，捏脊 5 ~ 10 遍。

（5）患儿仰卧，家长以大拇指和其余四指相对，揉拿四肢内侧面 2 ~ 5 分钟。

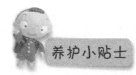

养护小贴士

（1）加强体格锻炼，增强抵抗力。

（2）出汗时应当避风，擦汗时不要用湿冷毛巾，以免受凉感冒。应注意病后调理。

（3）按摩治疗本病的同时，还要查明病因、进行对症治疗。

（4）增强小儿体质，注意饮食营养，多进高蛋白和蔬菜类食物。忌食辛辣刺激性食物。

遗 尿

3 岁以内的小儿，由于正常的排尿反射尚未建立，排尿不能自控。小儿 3 岁以后，如果夜间仍不能控制排尿，就属于异常现象了。这种现象在医学上称为遗尿症。目前，3 岁以上小儿夜间不能控制排尿者占相当大比例，应该引起注意。

小儿精神受刺激或精神过分紧张，如害怕、疲劳会使大脑控制

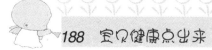

力减弱而遗尿；有些家长没有培养孩子按时排尿的习惯，所以正常的排尿反射难以建立，也会发生遗尿。发现孩子遗尿，家长不要对孩子进行打骂、恐吓，也不要歧视和讽刺，因为这样不利于遗尿的纠正。白天不要让孩子太兴奋或太疲劳，户外活动要有节制，每天坚持午睡 1～2 小时，使夜间易于叫醒；晚饭吃干食，少喝些汤水，少吃咸食；夜间在孩子经常尿床的时间，将其叫醒后排尿。一般来说，去除了引起遗尿的病因，培养按时排尿习惯 1～2 个月，遗尿均可纠正。

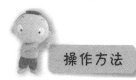

（1）揉丹田 15 分钟，按揉百会和三阴交各 7 分钟，可温补脾肾，固涩下元。

（2）擦腰骶部 10 分钟，揉龟尾 5 分钟。

（3）按百会，揉脾俞、肾俞、命门、足三里、三阴交各穴 7 分钟。

（4）补脾土 400 次，补肺经 400 次，补肾经 200 次。

（5）推三关 300 次，运板门 50 次。

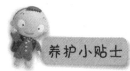

夜间一定要叫醒孩子后再让其排尿，有些孩子的家长怕叫醒后影响睡眠或冬天着凉，常常让孩子在蒙眬中平卧排尿，而不将小儿叫醒。这种方法是错误的，起不到帮助孩子建立正常排尿反射的作

用。久而久之，小儿在睡眠中，如外生殖器受到触动或做梦都可以引起排尿。有些家长将男孩的外生殖器套上尿壶，女孩子铺上防湿褥垫而放任自流，这样做都会加重遗尿。

尿 频

尿频又称小便频数，是指小便次数增多，有急迫感而无疼痛的一种病证。小儿在 2 岁以前出现这种症状者，不一定属于病态。常见临床症状为小儿不时想小便，一般每天超过 10 次，有的每隔 10 分钟即排尿一次，但仅排出几滴；夜间排尿为正常尿。小儿尿频主要是因为小儿体质虚弱，肾功能虚衰。小儿推拿通过温经散寒、调和气血、补益肾气、约束固摄的作用，对防治儿童尿频确有一定效果。

操作方法

（1）补脾经 300 次，补肾经 300 次，补肺经 300 次，补小肠经 200 次，揉二人上马 50 次。

（2）宝宝仰卧，家长以掌根紧贴于丹田穴处，做顺时针方向旋转。时间为 2～5 分钟。

（3）宝宝俯卧，家长以大拇指按揉脾俞、肾俞、膀胱俞各 1 分钟。并配合局部横擦法，均以热为度。

（4）捏脊 5～10 遍。

（5）按揉百会穴 1 分钟，按揉三阴交 1～3 分钟，掐阴陵泉 3～5 次，搓涌泉 20 次。

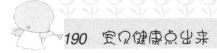

如果孩子总是想尿尿而尿量却又不多，这时爸爸妈妈们就要注意了，因为这可能是由于家长过度紧张、性急，或是为了避免尿床而经常性地催促、提醒孩子去上厕所，从而导致孩子产生了一种叫"精神性尿频"的病。爸爸妈妈们千万不要心急，只要充分了解病因，并积极配合医生的治疗，孩子很快就能够痊愈。

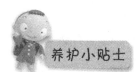

（1）按摩前，应检查小儿尿道口是否红肿，小便常规有无改变，以排除泌尿系统感染所致的尿频。如果小儿诊断为泌尿系统感染或肾炎，应尽早去医院治疗。

（2）小儿在小便时，不要突然惊吓或开玩笑，以免引起大脑皮质功能紊乱，而出现尿频甚至尿失禁。

（3）患儿应适当卧床休息，防止过度劳累和兴奋，并要注意预防感冒和保持皮肤清洁，可用温毛巾每天给患儿擦一次澡。

小儿肌性斜颈

小儿肌性斜颈又称先天性斜颈、原发性斜颈，是以小儿头向患侧倾斜、颜面旋向健侧为特征的疾病。这里介绍的是一侧胸锁乳突肌挛缩而造成的肌性斜颈。

患侧胸锁乳突肌部有一肿块呈卵圆状，其方向与胸锁乳突肌一致，当颈部向健侧转动时肿块突出明显，可引起疼痛。如果病程比较长，将影响患侧颜面部的发育，致使脸部大小不对称，甚至伴有颈椎或上段胸椎出现代偿性侧弯畸形。

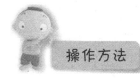

（1）用多个手指自上而下推、揉患侧胸锁乳突肌及周围3～5分钟。

（2）用多个手指揉拨、弹拿患侧胸锁乳突肌挛缩部位多遍。

（3）用拇指指腹自上而下按揉颈部两侧5～10遍。

（4）双手托住小儿下颌向上提起，使小儿颈部拔伸数秒钟后轻轻放下。

（5）多指拿揉肩部数遍。

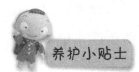

小儿在睡眠时或喂奶、抱小儿时，在患侧垫上小枕头，帮助矫正畸形。

过　敏

现在有的孩子经常打喷嚏、流鼻涕，鼻子也总是痒痒的；有的孩子眼睛发痒，常常忍不住用手去揉眼睛；有的孩子喉咙又痛又痒，早上起床或是夜间睡觉还会剧烈咳嗽、咳痰，有时候还气喘哮鸣；还有的孩子皮肤出现红肿、疙瘩，甚至水疱，瘙痒难耐，有时出现对称分布的红色丘疹、斑疹等。孩子的爸爸妈妈焦急地带着孩子奔走于医院，口服药、静脉滴注，抗生素、激素，能用的都用上了，可是病情刚刚好转，去托儿所、幼儿园后没几天，病情又反复了。

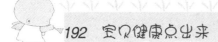
那么，这究竟是怎么回事呢？答案是，孩子很可能是过敏体质。因为过敏性疾病可以单独为病，也可能相互转化，甚至合并发作。就医后给予对症处理，疾病暂时缓解，但一遇到诱因，疾病又会发作。

孩子是"稚阴稚阳"之体，免疫系统尚未完全发育成熟，具有良好的可调性。调理改善过敏体质越早，越彻底，就越容易降低过敏原对机体的致敏反应，使疾病发作间隔时间越来越长，症状越来越轻微，减少抗生素或激素的使用，提高孩子的生活质量。

在这里想提醒各位家长的是，抗生素是过敏性疾病的"同谋"。只要一生病，就服用抗生素，孩子们很少受到"有益"的细菌感染。这样做的结果，有时比不进行治疗更糟糕。他们的免疫系统不再反抗"正常的"感染，而反抗那些小的"敌人"，如大分子蛋白、花粉和螨虫……这可能也是过敏性疾病，尤其是哮喘在近几年中大幅上升的原因之一。

（1）摩腹3分钟，可健脾、益气、补肾。

（2）龙入虎口：小儿正坐或仰卧，操作者一手按捏被按摩侧手的四指，使掌心朝上；另一手插入虎口，用大拇指的指腹按揉板门穴，连揉1分钟。

（3）鹰爪抓鸡：小儿俯卧，操作者以单手或两手五指略分开，屈曲如鹰爪，在背部及腋后提抓拿捏，从颈下部位到臀部，连拿3遍。

（4）捏脊9遍。

（5）补肾经300次，补脾经300次，清肝经200次，清心经200次，补肺经300次，掐揉四横纹10次，推三关50次。

（6）按揉脾俞、肾俞、肺俞、血海、足三里，每穴30秒。

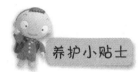

养护小贴士

（1）要避免过敏原的刺激，生活环境中易引起过敏的物品（如枕头、棉被、床垫、地毯、窗帘、衣橱）易附着尘螨，应常清洗、日晒，以消灭尘螨之存在；要避免处在花粉及粉刷油漆的环境中；不养猫、狗，不穿或少穿化纤衣物，以免受刺激而诱发过敏；要爱护环境，减少空气污染。

（2）要适度"管理"孩子的情绪，别让过敏体质的孩子太兴奋。大喊大叫、过度兴奋都可能诱使过敏体质的孩子发病或导致病情加重。

（3）如果您发现您的孩子有以下症状：喘息，宝宝的嘴唇、舌头和口腔黏膜、咽喉肿胀，导致呼吸困难、心跳加速、皮肤湿冷，并且感觉冷、恶心和呕吐，那么请赶紧去医院治疗。

参考文献

［1］王华兰．推拿学．北京：人民军医出版社，2004．

［2］曹仁发．推拿功法与治病．上海：上海科技文献出版社，1992．

［3］萧言生．儿童经络使用手册．南京：江苏文艺出版社，2007．

［4］郭现辉．家用推拿．郑州：河南科学技术出版社，2010．